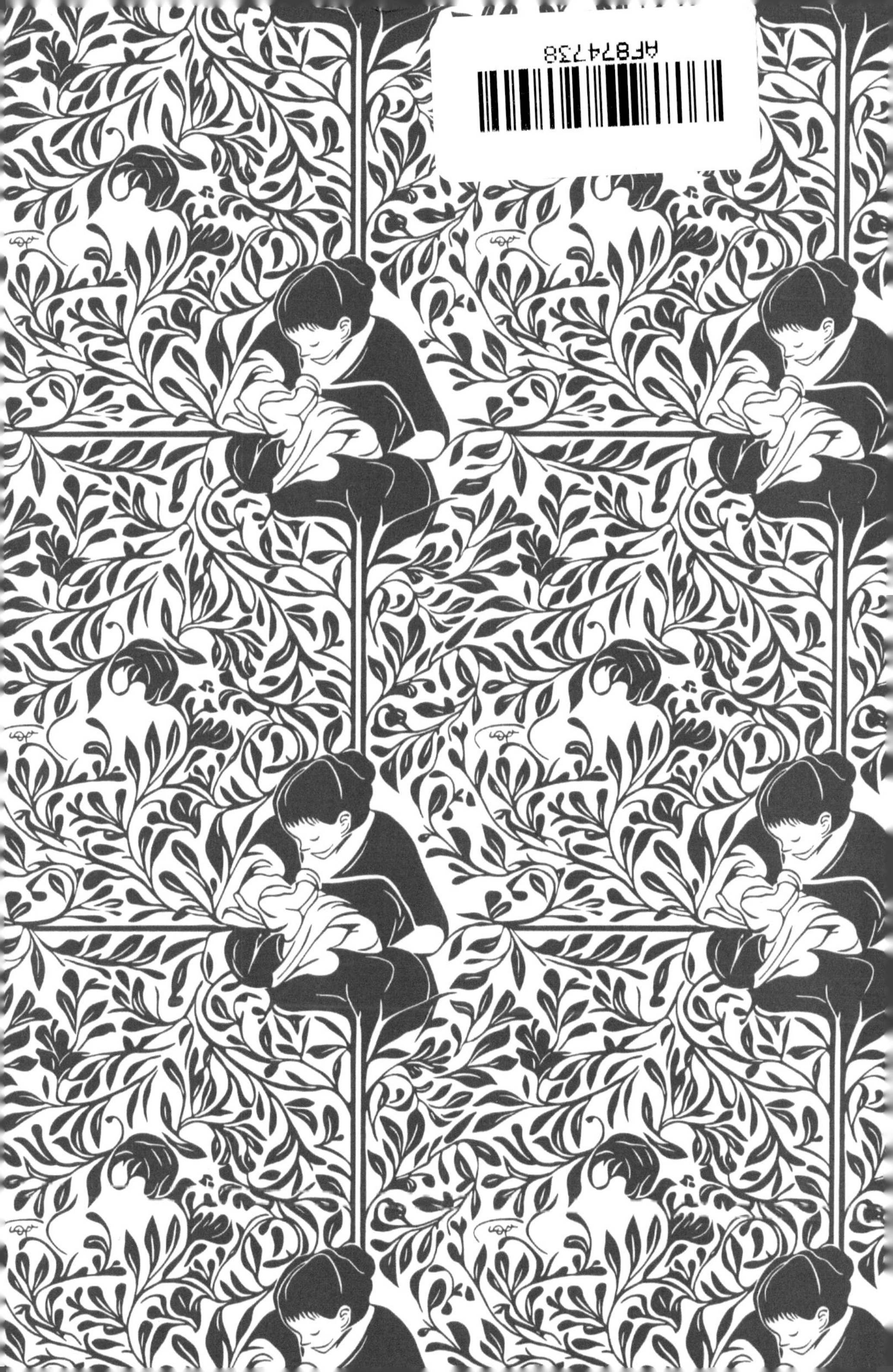

AF8747738

Inhaltsverzeichnis

- Impressum
- Einleitung

1. Der Weg zur Mutterschaft

- 1. 1. Planung
  - 1. 1. 1. Gesundheitscheck
  - 1. 1. 2. Lifestyle
  - 1. 1. 3. Timing
- 1. 2. Fruchtbarkeit
  - 1. 2. 1. Zyklus
  - 1. 2. 2. Ernährung
  - 1. 2. 3. Bewegung
- 1. 3. 40+ Schwanger
  - 1. 3. 1. Risiken
  - 1. 3. 2. Vorsorge
  - 1. 3. 3. Betreuung

2. Schwangerschaftszeit

- 2. 1. Körper
  - 2. 1. 1. Hormone
  - 2. 1. 2. Gewicht
  - 2. 1. 3. Fitness
- 2. 2. Gesundheit
  - 2. 2. 1. Ernährung

- 2. 2. 2. Sport
- 2. 2. 3. Schlaf
- 2. 3. Psyche
  - 2. 3. 1. Gefühle
  - 2. 3. 2. Beziehung
  - 2. 3. 3. Ängste

3. Geburtsvorbereitung

- 3. 1. Training
  - 3. 1. 1. Atmung
  - 3. 1. 2. Übungen
  - 3. 1. 3. Entspannung
- 3. 2. Mentales
  - 3. 2. 1. Meditation
  - 3. 2. 2. Vertrauen
  - 3. 2. 3. Fokus
- 3. 3. Organisation
  - 3. 3. 1. Packliste
  - 3. 3. 2. Klinikwahl
  - 3. 3. 3. Ablauf

4. Erste Zeit als Mutter

- 4. 1. Heilung
  - 4. 1. 1. Wochenbett
  - 4. 1. 2. Rückbildung

- 4. 1. 3. Erholung
- 4. 2. Stillen
  - 4. 2. 1. Basics
  - 4. 2. 2. Probleme
  - 4. 2. 3. Ernährung
- 4. 3. Alltag
  - 4. 3. 1. Routine
  - 4. 3. 2. Balance
  - 4. 3. 3. Selbstfürsorge
- Quellen
- Bild-Quellen

Artemis Saage

Schwanger werden & Geburt: Der komplette Begleiter für werdende Eltern

Von leichter schwanger werden bis zur ersten Zeit als Mama - Praktische Tipps zu Fruchtbarkeit, Schwangerschaft und Geburtsvorbereitung

207 Quellen
17 Fotos / Grafiken
18 Illustrationen

© 2024 Saage Media GmbH

Alle Rechte vorbehalten

Impressum

Saage Media GmbH
c/o SpinLab – The HHL Accelerator
Spinnereistraße 7
04179 Leipzig, Germany
E-Mail: contact@SaageMedia.com
Web: SaageMedia.com
Commercial Register: Local Court Leipzig, HRB 42755 (Handelsregister: Amtsgericht Leipzig, HRB 42755)
Managing Director: Rico Saage (Geschäftsführer)
VAT ID Number: DE369527893 (USt-IdNr.)

Publisher: Saage Media GmbH
Veröffentlichung: 12.2024
Umschlagsgestaltung: Saage Media GmbH
ISBN-Softcover: 978-3-384-45672-4
ISBN-Ebook: 978-3-384-45673-1

Rechtliches / Hinweise

Alle Rechte vorbehalten. Kein Teil des Buches darf ohne schriftliche Genehmigung des Verlags reproduziert, gespeichert oder übertragen werden.
Die in diesem Buch aufgeführten externen Links und Quellenverweise wurden zum Zeitpunkt der Buchveröffentlichung geprüft. Auf die aktuellen und zukünftigen Gestaltungen und Inhalte der verlinkten Seiten hat der Autor keinen Einfluss. Für illegale, fehlerhafte oder unvollständige Inhalte sowie für Schäden, die durch die Nutzung oder Nichtnutzung der Informationen entstehen, haftet allein der Anbieter der verlinkten Website, nicht derjenige, der über Links auf die jeweilige Veröffentlichung verweist. Alle verwendeten externen Quellen sind im Literaturverzeichnis aufgeführt. Trotz sorgfältiger inhaltlicher Kontrolle übernehmen wir keine Haftung für die Inhalte externer Quellen. Für den Inhalt der zitierten Quellen sind ausschließlich deren Betreiber verantwortlich. Bilder und Quellen Dritter sind als solche gekennzeichnet. Die Vervielfältigung, Bearbeitung, Verbreitung und jede Art der Verwertung außerhalb der Grenzen des Urheberrechtes bedürfen der schriftlichen Zustimmung des jeweiligen Autors bzw. Erstellers.
Die in diesem Buch enthaltenen Quellenverweise und Zitate wurden sorgfältig recherchiert und sinngemäß wiedergegeben. Die Interpretation und Darstellung der zitierten Inhalte spiegelt die Auffassung des Autors wider und muss nicht zwangsläufig mit der Intention oder Meinung der ursprünglichen Autoren übereinstimmen. Bei sinngemäßen Zitaten wurden die Kernaussagen der Originalquellen nach bestem Wissen und Gewissen in den Kontext dieses Werkes eingebettet, können jedoch durch die Übertragung und Vereinfachung von den ursprünglichen Formulierungen und Bedeutungsnuancen abweichen. Alle verwendeten Quellen sind im Literaturverzeichnis vollständig aufgeführt und können dort im Original nachgelesen werden. Die Verantwortung für die Interpretation und kontextuelle Einbettung der zitierten Inhalte liegt beim Autor dieses Buches. Bei wissenschaftlichen Fragestellungen und Detailinformationen wird empfohlen, die Originalquellen zu konsultieren. Der Autor hat sich bemüht, komplexe wissenschaftliche Sachverhalte allgemeinverständlich darzustellen. Dabei können Vereinfachungen und Verallgemeinerungen nicht ausgeschlossen werden. Für die fachliche Richtigkeit und Vollständigkeit der vereinfachten Darstellungen kann keine Gewähr übernommen werden. Die sinngemäße Wiedergabe von Zitaten und wissenschaftlichen Erkenntnissen erfolgt nach bestem Wissen und Gewissen unter Beachtung des Zitatrechts gemäß § 51 UrhG. Bei der Vereinfachung und Übertragung und ggf. Übersetzung wissenschaftlicher Inhalte in eine allgemeinverständliche Sprache können Bedeutungsnuancen und fachliche Details verloren gehen. Für akademische Zwecke und bei der Verwendung als wissenschaftliche Referenz wird ausdrücklich empfohlen, auf die Originalquellen zurückzugreifen. Die vereinfachte Darstellung dient ausschließlich der populärwissenschaftlichen Information.
Die in diesem Buch enthaltenen Informationen zu Fruchtbarkeit, Schwangerschaft und Geburt wurden sorgfältig recherchiert und nach bestem Wissen und Gewissen zusammengestellt. Dennoch können Fehler nicht vollständig ausgeschlossen werden. Die Autorin übernimmt keine juristische Verantwortung oder Haftung für eventuelle Nachteile oder Schäden, die aus den im Buch gegebenen praktischen Hinweisen resultieren. Die medizinischen Informationen und Ratschläge in diesem Buch sind nicht als Ersatz für eine professionelle medizinische Betreuung durch Ärzte, Hebammen oder andere Fachkräfte gedacht. Konsultieren Sie bei gesundheitlichen Fragen oder Beschwerden während der Schwangerschaft immer Ihre betreuenden medizinischen Fachkräfte. Jede Schwangerschaft verläuft individuell und bedarf einer persönlichen medizinischen Begleitung. Bitte beachten Sie, dass sich medizinische Erkenntnisse und Empfehlungen im Bereich Schwangerschaft und Geburt stetig weiterentwickeln können. Die in diesem Buch enthaltenen Informationen entsprechen dem Wissensstand zum Zeitpunkt der Drucklegung. Alle Inhalte dieses Buches, einschließlich der Übungen, Checklisten und Ernährungsempfehlungen, sind urheberrechtlich geschützt. Jede Verwertung außerhalb der engen Grenzen des Urheberrechtsgesetzes ist ohne Zustimmung des Verlags unzulässig. Die im Buch erwähnten Marken- und Produktnamen können markenrechtlich geschützt sein, auch wenn dies nicht gesondert gekennzeichnet ist. Die verwendeten Quellen sind im Anhang aufgeführt.
Dieses Buch wurde unter Verwendung von Künstlicher Intelligenz und anderen Tools erstellt. Unter anderem wurden Tools für die Recherche und Generierung der dekorativen Illustrationen eingesetzt. Trotz Kontrolle können Fehler nicht vollständig ausgeschlossen werden. Wir möchten betonen, dass der Einsatz von KI als unterstützendes Werkzeug dient, um unseren Lesern ein qualitativ hochwertiges und inspirierendes Leseerlebnis zu bieten.

Liebe Leserinnen, liebe Leser,

von Herzen danke ich Ihnen, dass Sie sich für dieses Buch entschieden haben. Mit Ihrer Wahl haben Sie mir nicht nur Ihr Vertrauen geschenkt, sondern auch einen Teil Ihrer wertvollen Zeit. Das weiß ich sehr zu schätzen.
Der Wunsch nach einem Kind verändert alles - und wirft viele Fragen auf. Von der optimalen Vorbereitung auf die Schwangerschaft über die spannenden 9 Monate bis hin zur Geburt und den ersten Wochen als Mutter: Dieser praxisnahe Ratgeber begleitet Sie Schritt für Schritt auf Ihrem persönlichen Weg zur Mutterschaft. Erfahren Sie, wie Sie Ihre Fruchtbarkeit natürlich unterstützen können, welche Rolle Hormone und Ernährung spielen und wie Sie sich mental und körperlich optimal auf die Geburt vorbereiten. Das Buch verbindet medizinisches Fachwissen mit alltagstauglichen Tipps zu Themen wie Zyklusbeobachtung, schwangerschaftsgerechter Bewegung und effektiver Geburtsvorbereitung. Besonders wertvoll: Der ausführliche Teil zum Wochenbett und den Herausforderungen der ersten Zeit mit Baby hilft Ihnen, sich schon während der Schwangerschaft darauf einzustellen. Ein verlässlicher Begleiter, der Ihnen hilft, informierte Entscheidungen zu treffen und selbstbewusst Ihren Weg zu gehen - von der Kinderwunschzeit bis in die ersten Wochen als Mutter.
Ich wünsche Ihnen nun eine inspirierende und aufschlussreiche Lektüre. Sollten Sie Anregungen, Kritik oder Fragen haben, freue ich mich über Ihre Rückmeldung. Denn nur durch den aktiven Austausch mit Ihnen, den Lesern, können zukünftige Auflagen und Werke noch besser werden. Bleiben Sie neugierig!

Artemis Saage
Saage Media GmbH

- support@saagemedia.com
- Spinnereistraße 7 - c/o SpinLab – The HHL Accelerator, 04179 Leipzig, Germany

Einleitung

Um Ihnen die bestmögliche Leseerfahrung zu bieten, möchten wir Sie mit den wichtigsten Merkmalen dieses Buches vertraut machen. Die Kapitel sind in einer logischen Reihenfolge angeordnet, sodass Sie das Buch von Anfang bis Ende durchlesen können. Gleichzeitig wurde jedes Kapitel und Unterkapitel als eigenständige Einheit konzipiert, sodass Sie auch gezielt einzelne Abschnitte lesen können, die für Sie von besonderem Interesse sind. Jedes Kapitel basiert auf sorgfältiger Recherche und ist durchgehend mit Quellenangaben versehen. Sämtliche Quellen sind direkt verlinkt, sodass Sie bei Interesse tiefer in die Thematik eintauchen können. Auch die im Text integrierten Bilder sind mit entsprechenden Quellenangaben und Links versehen. Eine vollständige Übersicht aller Quellen- und Bildnachweise finden Sie im verlinkten Anhang. Um die wichtigsten Informationen nachhaltig zu vermitteln, schließt jedes Kapitel mit einer prägnanten Zusammenfassung. Fachbegriffe sind im Text unterstrichen dargestellt und werden in einem direkt darunter platzierten, verlinkten Glossar erläutert. Für einen schnellen Zugriff auf weiterführende Online-Inhalte können Sie die QR-Codes mit Ihrem Smartphone scannen.

Zusätzliche Bonus-Materialien auf unserer Website

Auf unserer Website stellen wir Ihnen folgende exklusive Materialien zur Verfügung:

- Bonusinhalte und zusätzliche Kapitel
- Eine kompakte Gesamtzusammenfassung
- Eine PDF-Datei mit allen Quellenangaben
- Weiterführende Literaturempfehlungen

Die Website befindet sich derzeit noch im Aufbau.

SaageBooks.com/de/schwangerschaft_und_geburt-bonus-OYMC6G

1. Der Weg zur Mutterschaft

Der Weg zur Mutterschaft ist eine der bedeutendsten Lebensphasen, die tiefgreifende körperliche und emotionale Veränderungen mit sich bringt. Wie bereitet man sich optimal auf diese Zeit vor? Welche Rolle spielen Ernährung, Bewegung und medizinische Vorsorge? Und welche besonderen Herausforderungen gilt es zu beachten, wenn der Kinderwunsch erst nach dem 40. Lebensjahr verwirklicht wird? Die moderne Medizin bietet heute vielfältige Möglichkeiten, den Weg zur Mutterschaft sicher und gut begleitet zu gestalten. Von der präkonzeptionellen Gesundheitsvorsorge über die richtige Ernährung bis hin zur spezialisierten Betreuung bei Risikoschwangerschaften - das Wissen um die verschiedenen Aspekte ermöglicht es werdenden Müttern, informierte Entscheidungen zu treffen. Dieses Kapitel beleuchtet evidenzbasiert die wichtigsten Faktoren für einen gelungenen Start in die Schwangerschaft und zeigt auf, wie sich Risiken durch gezielte Vorsorge minimieren lassen. Dabei wird deutlich: Mit der richtigen Vorbereitung und Begleitung können Frauen jeden Alters zuversichtlich in diese besondere Lebensphase starten.

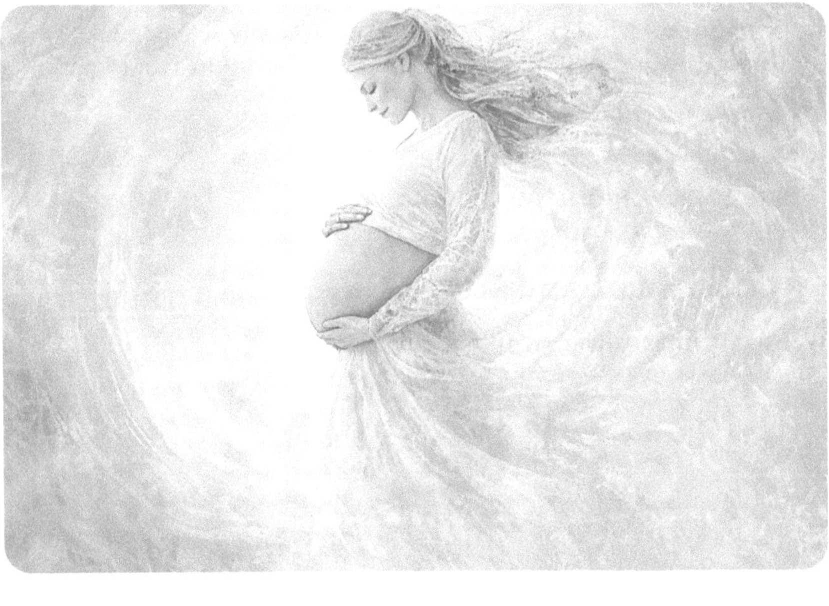

1. 1. Planung

Die Planung einer Schwangerschaft wirft viele Fragen auf: Wann ist der optimale Zeitpunkt für den Start in die Familienphase? Welche gesundheitlichen Aspekte sollten vorab geklärt werden? Wie lässt sich die Wahrscheinlichkeit einer erfolgreichen Empfängnis erhöhen? Eine durchdachte Vorbereitung kann den Weg zur Schwangerschaft erleichtern und mögliche Risiken minimieren. Dabei spielen verschiedene Faktoren eine wichtige Rolle - von der medizinischen Vorsorge über Ernährung und Bewegung bis hin zum richtigen Timing. Die Kombination aus fundierten medizinischen Erkenntnissen und praktischen Alltagstipps ermöglicht es Paaren, ihre Familienplanung bewusst und informiert anzugehen. Dieses Kapitel bietet einen systematischen Überblick über die wesentlichen Aspekte der Schwangerschaftsplanung und zeigt auf, wie Sie Ihre persönlichen Voraussetzungen für einen gelungenen Start in die Elternschaft optimieren können.

> *„Ein umfassender Gesundheitscheck vor der geplanten Schwangerschaft ist ein wichtiger Grundstein für einen optimalen Start ins Familienleben.“*

1. 1. 1. Gesundheitscheck

Ein umfassender Gesundheitscheck vor der geplanten Schwangerschaft ist ein wichtiger Grundstein für einen optimalen Start ins Familienleben. Die präkonzeptionelle Betreuung, also die medizinische Vorsorge vor der Empfängnis, ermöglicht es, potenzielle Gesundheitsrisiken frühzeitig zu erkennen und anzugehen [s1]. Der erste Schritt sollte ein ausführliches Gespräch mit dem Frauenarzt oder der Frauenärztin sein. Dabei werden bestehende Grunderkrankungen wie Diabetes oder Bluthochdruck besprochen und entsprechende Behandlungsstrategien entwickelt [s2]. Besonders bei Diabetes ist eine gute Einstellung der Blutzuckerwerte vor der Schwangerschaft essentiell. Hierzu gehören regelmäßige Kontrollen und die Vereinbarung individueller Zielwerte für die Selbstüberwachung [s3]. Ein praktischer Tipp ist das Führen eines Blutzucker-Tagebuchs bereits Monate vor der geplanten Schwangerschaft. Im Rahmen der Vorsorgeuntersuchungen werden verschiedene Screenings durchgeführt. Dazu gehören Kontrollen des Impfstatus, Tests auf sexuell übertragbare Krankheiten sowie allgemeine Gesundheitsscreenings wie Pap-Abstrich und Brustuntersuchung [s4]. Frauen mit Diabetes sollten zusätzlich eine Untersuchung der Augen (retinales Assessment) und der Nieren (renales Assessment) durchführen lassen [s3].

Ein wichtiger Aspekt ist die Supplementierung mit Folsäure. Die Einnahme sollte idealerweise bereits vor der Empfängnis beginnen. Die empfohlene Dosierung beträgt 5 mg täglich bis zur 12. Schwangerschaftswoche, um das Risiko von Neuralrohrdefekten beim Baby zu minimieren [s3]. Ein praktischer Ratschlag ist, die Folsäure-Einnahme in die tägliche Morgenroutine zu integrieren. Lebensstilaspekte spielen eine zentrale Rolle bei der Vorbereitung auf eine Schwangerschaft. Der Verzicht auf Alkohol, Nikotin und andere Drogen ist dabei von größter Bedeutung [s2]. Auch das Erreichen eines gesunden Körpergewichts vor der Schwangerschaft ist wichtig für einen komplikationsfreien Verlauf [s5]. Ein konkreter Tipp ist die Erstellung eines individuellen Ernährungs- und Bewegungsplans in Absprache mit medizinischem Fachpersonal. Die

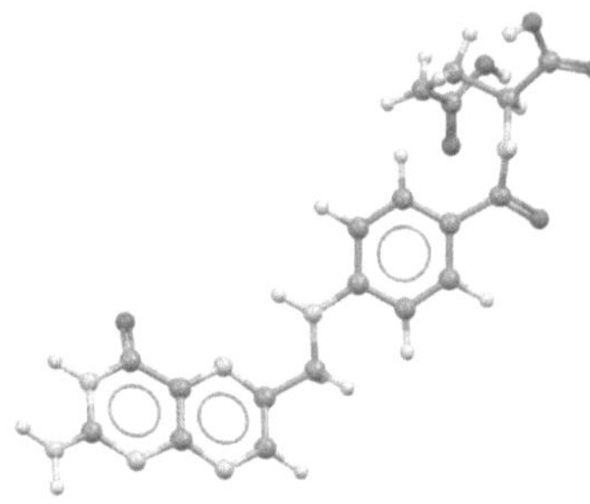

Folsäure [i1]

Erstellung eines reproduktiven Lebensplans kann sehr hilfreich sein [s6]. Dieser sollte nicht nur medizinische Aspekte umfassen, sondern auch persönliche Ziele und Vorstellungen zur Familienplanung. Es empfiehlt sich, diese Überlegungen schriftlich festzuhalten und regelmäßig zu überprüfen. Familienplanungskliniken bieten kostengünstige Beratung und Untersuchungen an, deren Kosten sich nach dem Einkommen richten [s4]. Dies macht die präkonzeptionelle Gesundheitsvorsorge für alle zugänglich. Ein praktischer Hinweis ist, sich vorab über die verschiedenen Anlaufstellen und deren spezifische Angebote zu informieren. Nach erfolgter Empfängnis schließt sich eine Reihe weiterer Vorsorgeuntersuchungen an. Diese umfassen regelmäßige Kontrollen bei Arzt oder Hebamme sowie verschiedene Screening- und diagnostische Tests [s7]. Die kontinuierliche Betreuung ermöglicht es, die Entwicklung des Babys zu überwachen und eventuelle Risiken frühzeitig zu erkennen. Die präkonzeptionelle Gesundheitsvorsorge ist nicht nur für Frauen wichtig, sondern betrifft auch die männlichen Partner [s6]. Eine gemeinsame Vorbereitung auf die Schwangerschaft kann das gegenseitige Verständnis fördern und die Basis für eine gesunde Elternschaft schaffen.

Glossar

Neuralrohrdefekt
Eine Entwicklungsstörung des Nervensystems beim ungeborenen Kind, die in den ersten Wochen der Schwangerschaft entstehen kann.

Pap-Abstrich
Eine Untersuchungsmethode zur Früherkennung von Gebärmutterhalskrebs, bei der Zellen vom Gebärmutterhals entnommen und unter dem Mikroskop untersucht werden.

präkonzeptionell
Bezeichnet den Zeitraum vor der Befruchtung der Eizelle. Diese Phase ist wichtig für die Vorbereitung des Körpers auf eine mögliche Schwangerschaft.

renal
Bezieht sich auf die Nieren. Die Nierenfunktion wird durch verschiedene Blut- und Urinwerte bestimmt.

retinal
Bezieht sich auf die Netzhaut des Auges. Eine Untersuchung der Netzhaut kann Veränderungen der kleinen Blutgefäße aufzeigen.

1. 1. 2. Lifestyle

Ein gesunder Lebensstil spielt eine zentrale Rolle bei der Planung einer Schwangerschaft und wirkt sich positiv auf die Fruchtbarkeit sowie den späteren Schwangerschaftsverlauf aus. Moderne digitale Gesundheitscoaching-Methoden bieten dabei wertvolle Unterstützung - sei es durch Videoberatung oder spezielle Apps [s8]. Diese Tools helfen dabei, neue Gewohnheiten zu etablieren und den Fortschritt zu dokumentieren. Die Ernährung nimmt einen besonders wichtigen Stellenwert ein. Eine ausgewogene Mischung aus allen Lebensmittelgruppen bildet die Basis für eine optimale Nährstoffversorgung [s9]. Konkret bedeutet das: Integrieren Sie täglich frisches Obst und Gemüse, mageres Fleisch sowie Vollkornprodukte in Ihren Speiseplan [s10]. Ein praktischer Tipp ist die Vorbereitung gesunder Snacks für unterwegs - etwa Vollkorncracker mit Erdnussbutter oder fettarmer Joghurt mit frischem Obst [s9]. Besondere Aufmerksamkeit verdient der Verzehr von Meeresfrüchten: 8-12 Unzen (etwa 225-340 Gramm) pro Woche sind empfehlenswert, wobei auf den Quecksilbergehalt geachtet werden sollte [s9]. Eine hilfreiche Strategie ist das Führen eines Ernährungstagebuchs, um den Überblick über die Nährstoffzufuhr zu behalten. Körperliche Aktivität ist ein weiterer wichtiger Baustein. Mindestens 30 Minuten moderate Bewegung an den meisten Tagen der Woche können die Fruchtbarkeit verbessern [s10]. Dabei muss es nicht gleich ein intensives Sportprogramm sein - auch Spaziergänge, Schwimmen oder Yoga sind hervorragend geeignet. Planen Sie die Bewegungseinheiten fest in Ihren Tagesablauf ein, beispielsweise durch einen Spaziergang in der Mittagspause. Das Körpergewicht spielt eine wichtige Rolle für die Fruchtbarkeit. Der optimale BMI-Bereich liegt zwischen 18,5 und 24,9 [s11]. Bei Übergewicht kann bereits eine moderate Gewichtsreduktion positive Effekte haben - sowohl für Frauen als auch für Männer. Übergewicht kann bei Frauen zu hormonellen Ungleichgewichten führen und den Eisprung beeinträchtigen. Bei Männern kann es die Spermienqualität und -quantität reduzieren [s11]. Ein individueller Ernährungs- und Bewegungsplan, erstellt mit professioneller Unterstützung, kann hier sehr hilfreich sein. Während der Schwangerschaft verändert sich der Kalorienbedarf: Im ersten Trimester ist keine zusätzliche Kalorienzufuhr nötig, im zweiten Trimester werden etwa 340 zusätzliche Kalorien benötigt und im letzten Trimester circa 450 Kalorien mehr [s9]. Ein praktischer Ansatz ist die schrittweise Anpassung der Portionsgrößen und die bewusste Wahl nährstoffreicher Lebensmittel. Die Unterstützung durch digitale

Gesundheitstools hat sich als besonders effektiv erwiesen [s12]. Diese können bei der Wissensvermittlung helfen und durch qualifiziertes Coaching die Motivation zur Verhaltensänderung stärken. Viele Apps bieten beispielsweise Erinnerungsfunktionen für Mahlzeiten, Bewegungseinheiten oder die Einnahme von Nahrungsergänzungsmitteln. Auch wenn aktuell keine Schwangerschaft geplant ist, ist es sinnvoll, sich mit reproduktiver Gesundheit zu beschäftigen [s13]. Ein gesunder Lebensstil ist nicht nur für die Familienplanung relevant, sondern trägt generell zu mehr Wohlbefinden bei. Entwickeln Sie daher langfristige, nachhaltige Gewohnheiten statt kurzfristiger Diäten oder extremer Sportprogramme. Die Kombination aus ausgewogener Ernährung, regelmäßiger Bewegung und einem gesunden Körpergewicht bildet das Fundament für eine erfolgreiche Schwangerschaft. Nutzen Sie die verfügbaren digitalen Hilfsmittel und professionelle Unterstützung, um Ihre persönlichen Gesundheitsziele zu erreichen. Denken Sie daran: Kleine, konstante Veränderungen führen oft zu den nachhaltigsten Erfolgen.

Glossar

BMI

Body-Mass-Index - Eine Maßzahl zur Bewertung des Körpergewichts im Verhältnis zur Körpergröße. Berechnet wird der BMI durch: Körpergewicht (kg) geteilt durch Körpergröße (m) zum Quadrat.

Quecksilber

Ein flüssiges Schwermetall, das sich in der Nahrungskette anreichert. Besonders in großen Raubfischen wie Thunfisch oder Schwertfisch können erhöhte Konzentrationen vorkommen.

1. 1. 3. Timing

Das optimale Timing spielt eine zentrale Rolle bei der Familienplanung. Die Wahrscheinlichkeit einer erfolgreichen Empfängnis hängt stark vom Zeitpunkt des Geschlechtsverkehrs in Bezug auf den Eisprung ab [s14]. Das sogenannte "fruchtbare Fenster" umfasst einen Zeitraum von sechs Tagen - den Tag des Eisprungs selbst und die fünf Tage davor [s15]. Die höchste Empfängniswahrscheinlichkeit besteht an den drei Tagen unmittelbar vor und am Tag des Eisprungs, mit einer Chance von 27-33% [s16]. Dabei steigt die Wahrscheinlichkeit von etwa 10% fünf Tage vor dem Eisprung auf bis zu 33% am Tag der Ovulation selbst [s14]. Ein praktischer Tipp ist daher, in diesem Zeitraum alle zwei bis drei Tage Geschlechtsverkehr zu haben. Bei einem regelmäßigen 28-Tage-Zyklus findet der Eisprung typischerweise um den 14. Tag statt [s17]. Allerdings variiert die Zykluslänge von Frau zu Frau. Bei einem 35-Tage-Zyklus beispielsweise erfolgt die Ovulation erst um den 21. Tag [s18]. Es empfiehlt sich daher, den eigenen Zyklus über mehrere Monate zu dokumentieren, um das individuelle Muster zu erkennen.

Die Beobachtung des Zervixschleims kann zusätzliche wichtige Hinweise auf die fruchtbare Phase geben [s19]. Der Schleim durchläuft verschiedene Phasen:
- Typ 1 und 2: Beginn des Zyklus, niedrige Fruchtbarkeit
- Typ 3: Übergangsphase, Eintritt in das fruchtbare Fenster
- Typ 4: Höchste Fruchtbarkeit, optimal für die Empfängnis

Um den Eisprung genauer zu bestimmen, können verschiedene Methoden kombiniert werden [s20]:
- Zykluskalender führen
- Zervixschleim beobachten
- Ovulationstests verwenden
- Körpertemperatur messen

Bei unregelmäßigen Zyklen ist es ratsam, alle zwei bis drei Tage Geschlechtsverkehr zu haben [s15]. Dies maximiert die Chancen, das fruchtbare Fenster nicht zu verpassen. Ein hilfreicher Ansatz ist die Verwendung von Zyklusapps oder Fruchtbarkeitsmonitoren, die verschiedene Beobachtungen zusammenführen und auswerten. Wichtig zu wissen ist, dass eine Schwangerschaft auch kurz nach der Periode möglich ist, besonders bei Frauen mit kurzen Zyklen oder früher Ovulation [s17]. Die Spermien können bis zu fünf Tage überleben, während das Ei nur 12-24 Stunden befruchtungsfähig bleibt [s18]. Dies erklärt das sechstägige fruchtbare Fenster und unterstreicht die Bedeutung regelmäßigen Geschlechtsverkehrs während dieser Zeit. Für eine systematische Herangehensweise empfiehlt sich folgendes Vorgehen [s21]: 1. Zykluslänge über mehrere Monate dokumentieren 2. Körperliche Veränderungen wie Zervixschleim beobachten 3. Etwa vier Tage vor dem erwarteten Eisprung mit regelmäßigem Geschlechtsverkehr beginnen 4. Während des fruchtbaren Fensters alle zwei bis drei Tage intim werden Die prospektive Identifikation des fruchtbaren Fensters durch moderne Methoden wie Fruchtbarkeitsmonitore kann zu höheren Schwangerschaftsraten führen als traditionelle Kalendermethoden [s20]. Diese Hilfsmittel können besonders wertvoll sein für Paare, die ihre Chancen auf eine Schwangerschaft optimieren möchten.

Glossar

Ovulation

Ein biologischer Vorgang, bei dem eine reife Eizelle aus dem Eierstock in den Eileiter freigesetzt wird. Dies geschieht unter dem Einfluss verschiedener Hormone.

Zervixschleim

Eine natürliche Flüssigkeit, die vom Gebärmutterhals produziert wird und sich im Laufe des Menstruationszyklus in ihrer Beschaffenheit verändert. Die Konsistenz reicht von zäh bis dünnflüssig-klar.

Zusammenfassung - 1. 1. Planung

- Die präkonzeptionelle Betreuung ermöglicht frühzeitiges Erkennen von Gesundheitsrisiken vor der Empfängnis
- Bei Diabetes ist eine genaue Blutzuckereinstellung mit individuellen Zielwerten essentiell
- Die empfohlene Folsäure-Dosierung beträgt 5 mg täglich bis zur 12. Schwangerschaftswoche
- Familienplanungskliniken bieten einkommensabhängige Beratung und Untersuchungen an
- Der optimale BMI-Bereich für die Fruchtbarkeit liegt zwischen 18,5 und 24,9
- Im zweiten Trimester werden 340 zusätzliche Kalorien benötigt, im dritten 450 Kalorien mehr
- Die höchste Empfängniswahrscheinlichkeit von 27-33% besteht drei Tage vor bis zum Tag des Eisprungs
- Bei einem 35-Tage-Zyklus erfolgt die Ovulation erst um den 21. Tag
- Spermien können bis zu 5 Tage überleben, während das Ei nur 12-24 Stunden befruchtungsfähig bleibt
- Moderne Fruchtbarkeitsmonitore führen zu höheren Schwangerschaftsraten als traditionelle Kalendermethoden

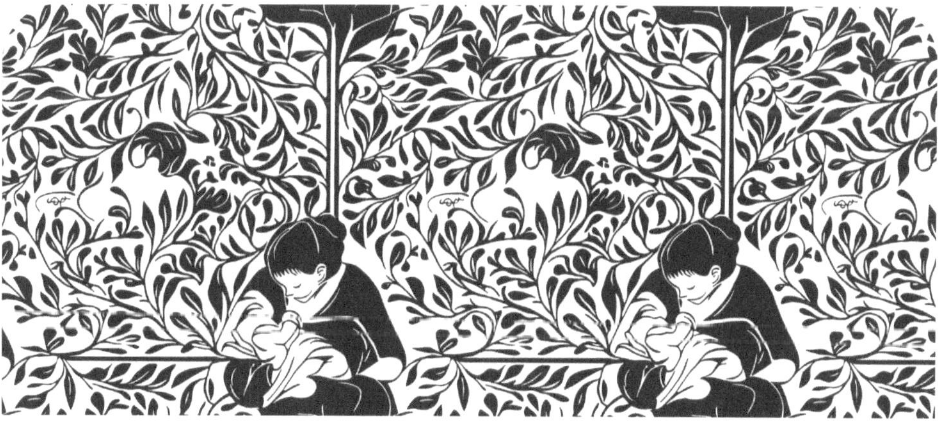

1. 2. Fruchtbarkeit

Die Frage nach der eigenen Fruchtbarkeit beschäftigt viele Menschen, die sich ein Kind wünschen. Wie funktionieren die komplexen Vorgänge im weiblichen Körper? Welche Faktoren beeinflussen die Chancen auf eine Schwangerschaft? Und welche Rolle spielen dabei Ernährung und Bewegung? Die Fruchtbarkeit ist ein faszinierendes Zusammenspiel verschiedener körperlicher Prozesse, die durch Hormone gesteuert werden. Sie wird von zahlreichen äußeren und inneren Faktoren beeinflusst - von der Qualität der Ernährung über das Bewegungsverhalten bis hin zum individuellen Menstruationszyklus. Das Verständnis dieser Zusammenhänge ermöglicht es Paaren mit Kinderwunsch, ihre Chancen auf eine erfolgreiche Schwangerschaft aktiv zu verbessern. In diesem Kapitel erfahren Sie, welche biologischen Prozesse Ihre Fruchtbarkeit bestimmen und wie Sie diese durch einen gesunden Lebensstil positiv beeinflussen können.

„Die fruchtbare Phase erstreckt sich über etwa sechs Tage - fünf Tage vor bis einen Tag nach dem Eisprung.“

1. 2. 1. Zyklus

Der weibliche Menstruationszyklus ist ein faszinierender und komplexer Prozess, der durchschnittlich 28 Tage dauert, wobei eine Zykluslänge zwischen 21 und 35 Tagen als normal gilt [s22]. Dieser natürliche Rhythmus beginnt bereits in jungen Jahren - durchschnittlich mit etwa 12 Jahren, kann aber auch schon ab einem Alter von 8 Jahren einsetzen [s22].

Der Zyklus lässt sich in drei wesentliche Phasen unterteilen: die Follikelphase, den Eisprung (ovulation) und die Lutealphase [s23]. Jede dieser Phasen wird durch ein präzises Zusammenspiel verschiedener Hormone gesteuert. In der Follikelphase, die mit dem ersten Tag der Menstruation beginnt, stimuliert das follikelstimulierende Hormon (FSH) das Wachstum der Follikel in den Eierstöcken [s24]. Besonders interessant für Paare mit Kinderwunsch ist die Ovulation, die typischerweise um den 14. Tag bei einem 28-Tage-Zyklus stattfindet [s22]. Um diesen wichtigen Zeitpunkt nicht zu verpassen, können verschiedene Beobachtungsmethoden hilfreich sein: Die Beschaffenheit des Zervikalschleims verändert sich charakteristisch - er wird dünnflüssiger und ähnelt rohem Eiweiß [s22]. Ein praktischer Tipp für die Zyklusbeobachtung ist das Führen eines Zykluskalenders, in dem diese Veränderungen dokumentiert werden. Die fruchtbare Phase erstreckt sich über etwa sechs Tage - fünf Tage vor bis einen Tag nach dem Eisprung [s25]. In dieser Zeit ist eine Schwangerschaft möglich, wobei die Chancen in den drei Tagen vor und am Tag des Eisprungs am höchsten sind [s23]. Ein befruchtungsfähiges Ei überlebt etwa 24 Stunden, während Spermien bis zu fünf Tage im weiblichen Körper überleben können [s26]. Für Paare mit aktivem Kinderwunsch empfiehlt sich Geschlechtsverkehr zwischen dem 7. und 20. Tag des Zyklus [s26]. Die höchsten Schwangerschaftsraten wurden beobachtet, wenn Ei und Spermium innerhalb von 4 bis 6 Stunden nach der Ovulation zusammentreffen [s26]. Ein praktisches Hilfsmittel zur Bestimmung des optimalen Zeitpunkts sind Ovulationstests, die den LH-

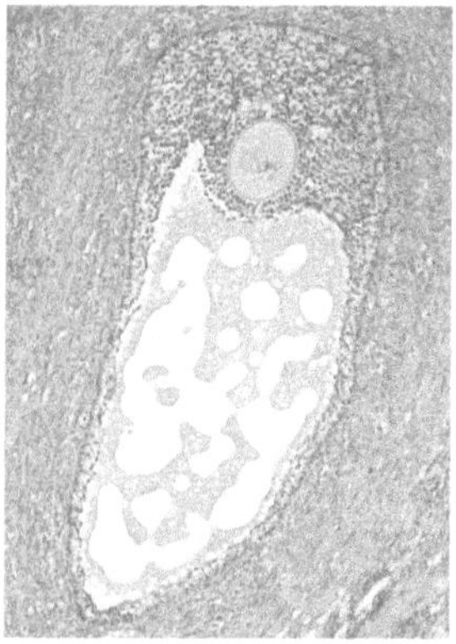

Follikel [i2]

Anstieg im Urin messen [s25]. Die Lutealphase nach dem Eisprung ist durch einen Anstieg des Progesteronspiegels gekennzeichnet [s24]. Ein faszinierendes Merkmal dieser Phase ist der Anstieg der Basaltemperatur, die bis zum Ende des Zyklus erhöht bleibt [s26]. Frauen, die ihre fruchtbaren Tage genau bestimmen möchten, können diese Temperaturveränderungen morgens vor dem Aufstehen messen und dokumentieren. Hormone spielen eine zentrale Rolle im Zyklus. Ein ausgewogener Hormonspiegel ist essentiell für einen regelmäßigen Zyklus und die Fruchtbarkeit [s27]. Anzeichen für ein hormonelles Ungleichgewicht können unregelmäßige Zyklen, starke Stimmungsschwankungen oder Zwischenblutungen sein [s27]. Bei solchen Symptomen ist es ratsam, einen Arzt aufzusuchen, der durch Bluttests die Hormonspiegel überprüfen kann [s28]. Interessanterweise zeigen Studien, dass erfolgreiche Empfängniszyklen sich durch einen steileren Progesteronanstieg und höhere Östrogen- und Progesteronkonzentrationen in der mittleren Lutealphase auszeichnen [s29]. Diese hormonellen Muster schaffen optimale Bedingungen für eine mögliche Schwangerschaft. Für Frauen, die nicht regelmäßig ovulieren, stehen verschiedene medizinische Unterstützungsmöglichkeiten zur Verfügung [s25]. Diese können von oralen Medikamenten bis hin zu Hormoninjektionen reichen, die die Ovulation stimulieren.

1. 2. 2. Ernährung

Eine ausgewogene Ernährung spielt eine zentrale Rolle bei der Fruchtbarkeit und kann die Chancen auf eine erfolgreiche Schwangerschaft deutlich erhöhen [s30]. Die drastischen Veränderungen unseres modernen Lebensstils, insbesondere der vermehrte Konsum hochkalorischer und stark verarbeiteter Lebensmittel, haben negative Auswirkungen auf die Fruchtbarkeit [s31].

Besonders vielversprechend zeigt sich die mediterrane Ernährungsweise: Bei nicht übergewichtigen Frauen unter 35 Jahren erhöht eine konsequente Befolgung dieser Ernährungsform die Wahrscheinlichkeit einer erfolgreichen Schwangerschaft um das 2,7-fache [s32]. Diese Ernährungsform basiert auf einem hohen Anteil pflanzlicher Lebensmittel, saisonalem Gemüse und Olivenöl als primäre Fettquelle. Ein praktischer Tipp ist es, täglich mindestens fünf Portionen verschiedenfarbiges Gemüse und Obst zu verzehren und Olivenöl als Hauptfett beim Kochen und für Salate zu verwenden. Der Body-Mass-Index (BMI) spielt eine wichtige Rolle - er sollte idealerweise zwischen 18,5 und 24,9 liegen [s30]. Sowohl Unter- als auch Übergewicht können die Fruchtbarkeit beeinträchtigen. Bei Übergewicht kann bereits eine moderate Gewichtsreduktion die Fruchtbarkeit verbessern [s33]. Ein praktischer Ansatz ist hier, Mahlzeiten auf kleineren Tellern zu servieren und sich beim Essen Zeit zu nehmen.

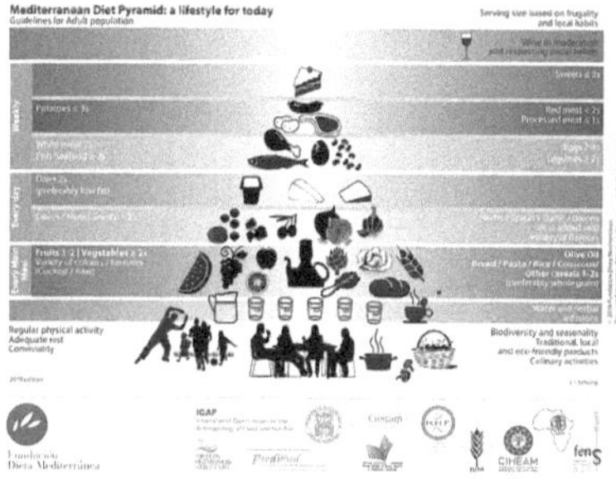

mediterrane Ernährungsweise

[i3]

Proteinquellen sollten sorgfältig ausgewählt werden: Mageres Fleisch, Fisch und pflanzliche Proteine wie Hülsenfrüchte sind besonders empfehlenswert [s34]. Bei Milchprodukten zeigt sich interessanterweise, dass Vollfettprodukte vorteilhafter für die Fruchtbarkeit sein können als fettarme Varianten [s34]. Ein praktischer Tipp ist es, täglich eine Portion Hülsenfrüchte und zweimal pro Woche fetten Fisch wie Lachs oder Makrele zu verzehren. Komplexe Kohlenhydrate sollten den Vorzug vor raffinierten Varianten erhalten, da hohe Insulinspiegel die Ovulation beeinträchtigen können [s34]. Praktisch bedeutet dies, Vollkornprodukte statt Weißmehlprodukten zu wählen und Süßigkeiten durch Nüsse oder frisches Obst zu ersetzen. Bestimmte Lebensmittel sollten gemieden oder eingeschränkt werden: Meeresfrüchte mit hohem Quecksilbergehalt, stark verarbeitete Lebensmittel und Transfette [s30]. Alkohol sollte von Paaren mit Kinderwunsch komplett vermieden werden [s30]. Auch der Koffeinkonsum sollte moderat sein, da übermäßiger Konsum zur Dehydration führen kann [s34]. Für Frauen mit polyzystischem Ovarialsyndrom ist eine angepasste Ernährung besonders wichtig. Hier haben sich sowohl die mediterrane als auch kohlenhydratarme Ernährungsformen als vorteilhaft erwiesen [s35]. Eine individuelle Ernährungsberatung ist in diesen Fällen besonders empfehlenswert. Präkonzeptionelle Nahrungsergänzungsmittel können die Ernährung sinnvoll ergänzen und sollten idealerweise ein bis drei Monate vor dem Versuch schwanger zu werden begonnen werden [s36]. Wichtige Nährstoffe sind dabei Folsäure, Omega-3-Fettsäuren und Antioxidantien [s37].

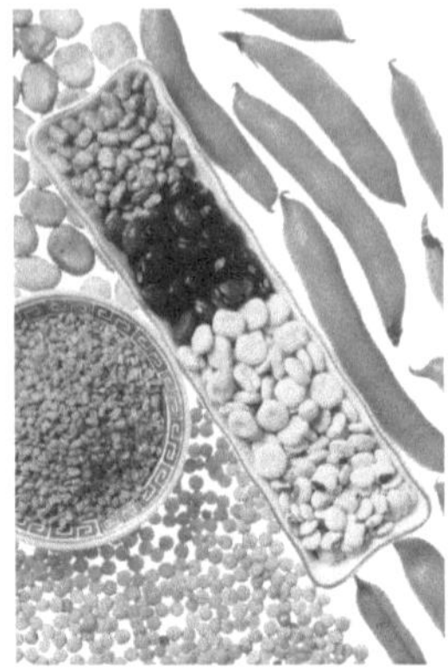

Hülsenfrüchte [i4]

Ein praktischer Wochenplan könnte so aussehen:
- Frühstück: Vollkornmüsli mit Naturjoghurt und frischen Beeren
- Mittagessen: Bunter Salat mit gegrilltem Fisch oder Hülsenfrüchten
- Abendessen: Gemüsepfanne mit Vollkornreis und Olivenöl
- Snacks: Handvoll Nüsse, frisches Obst

Die Umstellung der Ernährung sollte schrittweise erfolgen und kann durch das Führen eines Ernährungstagebuchs unterstützt werden. Wichtig ist auch, ausreichend Wasser zu trinken - etwa 2 Liter täglich, um die optimale Funktion aller Körpersysteme zu unterstützen.

Glossar

Body-Mass-Index
Eine Maßzahl zur Bewertung des Körpergewichts im Verhältnis zur Körpergröße, berechnet durch Gewicht in kg geteilt durch (Körpergröße in m)^2

polyzystisches Ovarialsyndrom
Eine hormonelle Störung bei Frauen, bei der sich viele kleine Zysten an den Eierstöcken bilden können und der Hormonhaushalt aus dem Gleichgewicht gerät

1. 2. 3. Bewegung

Regelmäßige Bewegung spielt eine zentrale Rolle bei der Verbesserung der Fruchtbarkeit und kann die Chancen auf eine erfolgreiche Schwangerschaft deutlich erhöhen [s38]. Wissenschaftliche Studien zeigen, dass körperlich aktive Frauen höhere Schwangerschafts- und Lebendgeburtenraten aufweisen als inaktive Frauen [s39]. Besonders interessant ist, dass moderate Bewegung dabei ähnlich effektiv sein kann wie gängige Fruchtbarkeitsbehandlungen [s39]. Die positiven Effekte regelmäßiger Bewegung sind vielfältig: Sie hilft bei der Regulierung der Sexualhormone, unterstützt ein gesundes Körpergewicht und reduziert Stress - alles Faktoren, die sich positiv auf die Fruchtbarkeit auswirken [s38]. Für Frauen mit polyzystischem_ovarialsyndrom wird körperliche Aktivität sogar als erste Behandlungsoption empfohlen [s40].

Experten empfehlen mindestens 150 Minuten moderate Aktivität pro Woche [s41]. Ein ausgewogenes Bewegungsprogramm könnte wie folgt aussehen:
- Montag: 30 Minuten zügiges Gehen
- Mittwoch: 45 Minuten Schwimmen
- Freitag: 30 Minuten Yoga
- Samstag: 45 Minuten leichtes Krafttraining

Besonders fruchtbarkeitsfreundlich sind moderate Aktivitäten wie Gehen, Schwimmen, Yoga und Pilates [s41]. Diese Übungen unterstützen die Fruchtbarkeit, ohne den Körper zu überlasten. Ein praktischer Tipp ist es, einen Schrittzähler zu nutzen und das Ziel von 10.000 Schritten pro Tag anzustreben [s42]. Wichtig ist jedoch, Übertraining zu vermeiden, da zu intensive Workouts die Hormonbalance stören können [s41]. Warnsignale für Überanstrengung sind anhaltende Müdigkeit, Schwindel oder Konzentrationsschwierigkeiten. In solchen Fällen sollte die Intensität reduziert werden. Die positiven Auswirkungen von Bewegung gehen über die reine Fruchtbarkeit hinaus. Regelmäßige körperliche Aktivität verbessert die Stimmung, steigert das Selbstvertrauen und reduziert Symptome von Angst und Depression [s40]. Dies kann besonders wertvoll sein während der emotional oft herausfordernden Zeit des Kinderwunsches. Für Frauen, die bereits schwanger sind und keine Komplikationen haben, bleiben moderate Bewegungsformen weiterhin wichtig [s43]. Regelmäßige Aktivität während der Schwangerschaft kann das Risiko von Komplikationen wie schwangerschaftsinduzierter Hypertonie reduzieren und zu einer schnelleren Genesung nach der Geburt beitragen [s43]. Ein besonderer Fokus sollte während der Schwangerschaft auf dem Training der Beckenbodenmuskulatur liegen [s43]. Ein praktischer Tipp ist es, diese Übungen in den Alltag zu integrieren, zum Beispiel während des Zähneputzens oder beim Warten an der Ampel. Vor Beginn eines neuen Bewegungsprogramms ist es ratsam, einen Gesundheitsdienstleister zu konsultieren [s41]. Dies gilt besonders für Frauen, die bisher wenig aktiv waren oder gesundheitliche Einschränkungen haben.

Die Integration von Bewegung in den Alltag kann durch kleine Änderungen erfolgen:
- Treppen statt Aufzug nutzen
- Kurze Strecken zu Fuß zurücklegen
- Active Breaks während der Arbeit einlegen
- Gartenarbeit oder Hausarbeit bewusst als Bewegungseinheit nutzen

Diese Lifestyle-Änderungen können nicht nur die Fruchtbarkeit verbessern, sondern tragen auch zu einer besseren allgemeinen Gesundheit bei [s42].

Glossar

Hypertonie
Medizinischer Fachbegriff für Bluthochdruck, bei dem der Druck in den Blutgefäßen dauerhaft erhöht ist. Kann während der Schwangerschaft als Komplikation auftreten.

Zusammenfassung - 1. 2. Fruchtbarkeit

- Der weibliche Zyklus dauert durchschnittlich 28 Tage, mit normaler Spanne von 21-35 Tagen.
- Die höchsten Schwangerschaftsraten wurden bei Zusammentreffen von Ei und Spermium innerhalb von 4-6 Stunden nach Ovulation beobachtet.
- Erfolgreiche Empfängniszyklen zeichnen sich durch steileren Progesteronanstieg und höhere Östrogen- und Progesteronkonzentrationen in der mittleren Lutealphase aus.
- Eine mediterrane Ernährung erhöht bei nicht übergewichtigen Frauen unter 35 die Schwangerschaftswahrscheinlichkeit um das 2,7-fache.
- Vollfett-Milchprodukte zeigen sich vorteilhafter für die Fruchtbarkeit als fettarme Varianten.
- Hohe Insulinspiegel können die Ovulation beeinträchtigen.
- Moderate Bewegung kann ähnlich effektiv sein wie gängige Fruchtbarkeitsbehandlungen.
- Bei PCOS wird körperliche Aktivität als erste Behandlungsoption empfohlen.
- Zu intensive Workouts können die Hormonbalance stören.
- Regelmäßige Bewegung während der Schwangerschaft reduziert das Risiko von schwangerschaftsinduzierter Hypertonie.

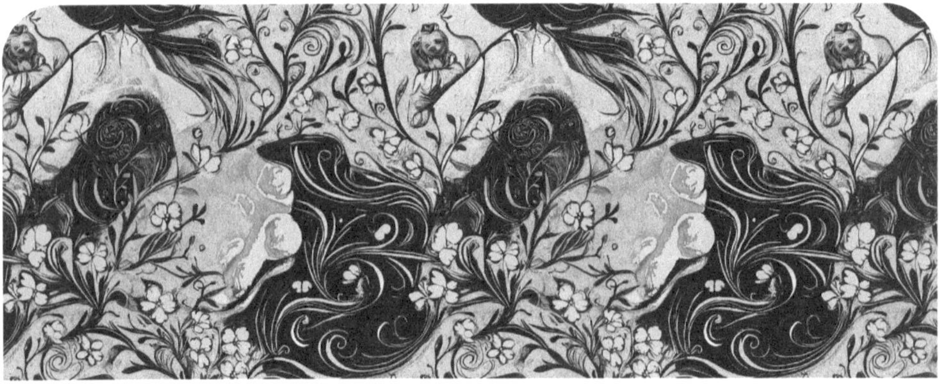

1. 3. 40+ Schwanger

Wie hat sich der Zeitpunkt der ersten Schwangerschaft in den letzten Jahrzehnten verändert? Was bedeutet es für werdende Mütter, wenn sie sich erst nach dem 40. Lebensjahr für ein Kind entscheiden? Diese Fragen beschäftigen nicht nur die Medizin, sondern auch die Gesellschaft zunehmend. Die Zahl der Schwangerschaften bei Frauen über 40 ist in den vergangenen 50 Jahren um 900% gestiegen. Dieser deutliche Anstieg spiegelt einen gesellschaftlichen Wandel wider, bei dem Faktoren wie Karriereentwicklung, persönliche Lebensziele und medizinische Fortschritte eine wichtige Rolle spielen. Während eine späte Schwangerschaft besondere medizinische Aufmerksamkeit erfordert, zeigen aktuelle Studien auch positive Aspekte: Ältere Schwangere verfügen oft über mehr Lebenserfahrung, eine stabilere finanzielle Situation und ein ausgeprägteres Gesundheitsbewusstsein. Die moderne Medizin hat in den letzten Jahren erhebliche Fortschritte in der Betreuung von Schwangeren über 40 gemacht. Mit dem richtigen Vorsorgekonzept und einer engmaschigen Betreuung können heute viele der spezifischen Risiken gut überwacht und behandelt werden.

„Schwangere Frauen über 40 haben ein deutlich erhöhtes Risiko für Schwangerschaftskomplikationen wie Gestationsdiabetes und Bluthochdruck.“

---

1. 3. 1. Risiken

Eine Schwangerschaft nach dem 40. Lebensjahr bringt spezifische gesundheitliche Herausforderungen mit sich, die eine besonders aufmerksame medizinische Betreuung erfordern. Die Risiken steigen dabei mit zunehmendem Alter kontinuierlich an [s44], weshalb eine engmaschige Vorsorge besonders wichtig ist. Schwangere Frauen über 40 haben ein deutlich erhöhtes Risiko für Schwangerschaftskomplikationen wie Gestationsdiabetes und Bluthochdruck [s45]. Um diese Risiken frühzeitig zu erkennen, werden häufigere Vorsorgeuntersuchungen empfohlen. Bei Vorliegen von zwei oder mehr Risikofaktoren kann die präventive Einnahme von niedrig dosiertem Aspirin sinnvoll sein, um das Risiko einer Präeklampsie zu reduzieren [s44]. Betroffene Frauen sollten dies mit ihrer Gynäkologin oder ihrem Gynäkologen besprechen. Die Wahrscheinlichkeit für einen Kaiserschnitt ist bei älteren Schwangeren erhöht, besonders bei Erstgebärenden [s46]. Diese haben ein sechsmal höheres Risiko für einen Kaiserschnitt im Vergleich zu Frauen, die bereits geboren haben. Bei Frauen über 45 Jahren steigt zudem das Risiko für Notfall-Kaiserschnitte deutlich an [s47]. Es ist daher ratsam, sich bereits während der Schwangerschaft mit dem Thema Kaiserschnitt auseinanderzusetzen und verschiedene Geburtsszenarien mit dem betreuenden medizinischen Personal zu besprechen. Besondere Aufmerksamkeit gilt dem erhöhten Risiko für Totgeburten. Bei Frauen ab 40 Jahren liegt dieses bei etwa 2 von 1000 Schwangerschaften zwischen der 39. und 40. Schwangerschaftswoche [s45]. Das relative Risiko ist im Vergleich zu Frauen unter 35 Jahren um das 1,88-fache erhöht [s48]. Der kritische Zeitraum liegt dabei zwischen der 37. und 41. Schwangerschaftswoche. Aufgrund dieser Statistiken empfehlen Geburtshelfer häufig eine intensivierte Überwachung des kindlichen Wohlbefindens und erwägen gegebenenfalls eine frühere Geburtseinleitung [s45]. Mehrlingsschwangerschaften treten bei Frauen über 45 Jahren um 336% häufiger auf als bei jüngeren Frauen [s49]. Dies erhöht zusätzlich das Risiko für Komplikationen und erfordert eine noch engmaschigere Betreuung. Regelmäßige Ultraschalluntersuchungen im Abstand von 4-6 Wochen werden bei Risikoschwangerschaften empfohlen [s44]. Ein weiterer wichtiger Aspekt ist die schwere maternale Morbidität (SMM), deren Häufigkeit sich in den letzten zehn Jahren fast verdoppelt hat [s50]. Frauen ab 40 Jahren haben ein mehr als siebenmal höheres Risiko für maternale Sterblichkeit im Vergleich zu Frauen unter 25 Jahren. Sozioökonomische Faktoren spielen dabei eine wichtige Rolle - Frauen in einkommensschwachen Gebieten sind häufiger betroffen [s50]. Trotz dieser Risiken gibt es auch positive Aspekte: Ältere Mütter verfügen oft über soziale und wirtschaftliche Vorteile, die sich günstig auf den Schwangerschaftsverlauf auswirken können [s51]. Sie sind häufig besser gebildet und leben in stabileren Partnerschaften, was sich positiv auf die Schwangerschaftsbetreuung und das Outcome auswirken kann.

Für eine optimale Schwangerschaftsbetreuung empfiehlt sich:
- Frühzeitige und regelmäßige Vorsorgeuntersuchungen
- Gründliches Screening auf Schwangerschaftsdiabetes und Bluthochdruck
- Ausführliche Beratung zu Ernährung und Lebensstil
- Entwicklung eines individuellen Geburtsplans unter Berücksichtigung der spezifischen Risiken
- Engmaschige Überwachung des kindlichen Wachstums und Wohlbefindens
- Offene Kommunikation mit dem betreuenden medizinischen Team über Ängste und Bedenken

Diese verstärkte medizinische Aufmerksamkeit sollte nicht als Bedrohung, sondern als Chance für eine sichere Schwangerschaft verstanden werden.

Glossar

Gestationsdiabetes

Eine Form der Zuckerkrankheit, die erstmals während der Schwangerschaft auftritt und sich meist nach der Geburt wieder zurückbildet. Kann durch regelmäßige Blutzuckermessungen und angepasste Ernährung gut kontrolliert werden.

Maternale Morbidität

Bezeichnet alle Erkrankungen und Gesundheitsstörungen, die bei der Mutter im Zusammenhang mit Schwangerschaft, Geburt und Wochenbett auftreten können. Reicht von leichten bis zu lebensbedrohlichen Zuständen.

Präeklampsie

Eine schwangerschaftsbedingte Erkrankung, die sich durch die Kombination von Bluthochdruck und Eiweißausscheidung im Urin auszeichnet. Tritt typischerweise nach der 20. Schwangerschaftswoche auf.

1. 3. 2. Vorsorge

Eine umfassende Vorsorge ist bei Schwangerschaften über 40 von besonderer Bedeutung und sollte bereits vor der Empfängnis beginnen. Die aktuellen Richtlinien empfehlen mindestens acht Kontakte mit Gesundheitsdienstleistern während der Schwangerschaft [s52]. Diese regelmäßigen Untersuchungen sind entscheidend für die Früherkennung möglicher Komplikationen und die Optimierung des Schwangerschaftsverlaufs. Die praekonzeptionelle Beratung spielt eine zentrale Rolle. Dabei werden bestehende medizinische Bedingungen evaluiert und die Medikation entsprechend angepasst [s53]. Zum Beispiel sollten Bluthochdruckmedikamente auf ihre Verträglichkeit in der Schwangerschaft überprüft und gegebenenfalls umgestellt werden. Eine Überweisung an Spezialisten für Reproduktionsmedizin kann in dieser Phase sinnvoll sein.

Der empfohlene Vorsorgeplan sieht folgende Termine vor [s52]:
- Erste Untersuchung bis zur 12. Schwangerschaftswoche
- Weitere Kontrollen in der 20., 26., 30., 34., 36., 38. und 40. Woche

Besonders wichtig ist die frühzeitige Beratung über pränatale Diagnosemöglichkeiten [s54]. Ab der 10. Schwangerschaftswoche kann ein nicht-invasiver Pränataltest (NIPT) durchgeführt werden, der das fetale DNA im mütterlichen Blut analysiert. Dieser Test bietet eine erste Risikoeinschätzung für chromosomale Anomalien [s55]. Die Entscheidung für oder gegen weiterführende invasive Tests wie Chorionzottenbiopsie oder Fruchtwasseruntersuchung sollte nach ausführlicher Beratung individuell getroffen werden.

Die Vorsorge umfasst auch die regelmäßige Überwachung der fetalen Entwicklung [s56]. Dabei kommen verschiedene Methoden zum Einsatz:
- Dokumentation der Kindsbewegungen
- Regelmäßige Ultraschalluntersuchungen
- Nicht-Stress-Tests zur Überprüfung der kindlichen Herzfrequenz
- Biophysikalische Profile

Ein wichtiger Aspekt der Vorsorge ist die Ernährungsberatung. Die tägliche Einnahme von Eisen- und Folsäurepräparaten wird empfohlen, um Anämie vorzubeugen und die gesunde Entwicklung des Kindes zu unterstützen

[s52]. Dabei sollte die Dosierung individuell angepasst werden. Die psychische Gesundheit verdient besondere Aufmerksamkeit [s57]. Ängste und Sorgen sollten offen angesprochen werden. Die Einbindung einer Doula kann dabei zusätzliche emotionale und praktische Unterstützung bieten [s58]. Sie kann während der Schwangerschaft und Geburt als Vertrauensperson fungieren und bei der Kommunikation mit dem medizinischen Personal unterstützen. Für Frauen über 44 Jahren wird eine geplante Entbindung in der 38. Schwangerschaftswoche empfohlen [s59]. Diese Empfehlung basiert auf dem erhöhten Risiko für Komplikationen in den späteren Schwangerschaftswochen. Die Entscheidung über den Geburtsmodus sollte in einem ausführlichen Gespräch mit dem betreuenden Team getroffen werden. Die Vorsorge sollte als partnerschaftlicher Prozess gestaltet werden [s57]. Schwangere sollten ermutigt werden, aktiv an Entscheidungen mitzuwirken und bei Bedenken sofort medizinische Hilfe in Anspruch zu nehmen. Die Wahl der betreuenden Ärzte und Hebammen sollte sorgfältig erfolgen - ein vertrauensvolles Verhältnis ist dabei entscheidend [s58]. Bei Anzeichen von Komplikationen sollte nicht gezögert werden, einen Spezialisten für maternal-fetale Medizin hinzuzuziehen [s58]. Die erhöhte Müttersterblichkeitsrate von 138,5 pro 100.000 Geburten bei Frauen über 40 [s58] unterstreicht die Bedeutung einer engmaschigen Überwachung und schnellen Reaktion auf Warnsignale.

Glossar

Chorionzottenbiopsie

Eine vorgeburtliche Untersuchungsmethode, bei der Gewebe aus dem Mutterkuchen entnommen wird, um genetische Analysen durchzuführen. Wird meist zwischen der 11. und 14. Schwangerschaftswoche durchgeführt.

Doula

Eine speziell ausgebildete nicht-medizinische Geburtsbegleiterin, die Schwangere vor, während und nach der Geburt emotional und praktisch unterstützt. Der Begriff stammt aus dem Altgriechischen und bedeutet 'Dienerin der Frau'.

Maternal-fetale Medizin

Ein medizinisches Fachgebiet, das sich auf Hochrisikoschwangerschaften und die gleichzeitige Behandlung von Mutter und ungeborenem Kind spezialisiert hat. Auch als Perinatalmedizin bekannt.

1. 3. 3. Betreuung

Eine optimale Betreuung während der Schwangerschaft nach 40 erfordert einen ganzheitlichen und individualisierten Ansatz. Die steigende Zahl der Geburten in dieser Altersgruppe - mit einer Zunahme von 900% in den letzten fünf Jahrzehnten [s60] - hat zu einem besseren Verständnis der spezifischen Bedürfnisse dieser Gruppe geführt. Die medizinische Betreuung sollte sich von veralteten Begriffen wie "geriatrische Schwangerschaft" lösen, da diese unnötig stigmatisierend wirken können [s61]. Stattdessen ist ein ausgewogener Ansatz wichtig, der die verbesserte Schwangerschaftssicherheit und die individuellen Umstände jeder Frau berücksichtigt.

Die Wahl der Geburtsumgebung spielt eine zentrale Rolle für das Outcome. Besonders bei Frauen über 40 ist die Entscheidung für eine gut ausgestattete Geburtsklinik mit entsprechender Expertise wichtig [s62]. Ein konkretes Beispiel: Eine werdende Mutter sollte bereits in der Schwangerschaft verschiedene Kliniken besichtigen und dabei gezielt nach der Erfahrung mit Geburten in ihrer Altersgruppe fragen. Wichtige Kriterien sind:
- Verfügbarkeit einer Neonatologie
- 24/7-Präsenz eines Anästhesisten
- Erfahrung mit Risikoschwangerschaften
- Möglichkeit zur schnellen Durchführung eines Notkaiserschnitts

Die Betreuung sollte ab der 37. Schwangerschaftswoche intensiviert werden, da Studien zeigen, dass eine Geburtseinleitung zu diesem Zeitpunkt die perinatalen Ergebnisse verbessern kann, ohne die Kaiserschnittrate zu erhöhen [s63]. Dies sollte individuell mit dem betreuenden Team besprochen werden, wobei Vor- und Nachteile einer Einleitung gegen die eines geplanten Kaiserschnitts abgewogen werden müssen. Ein wichtiger Aspekt der Betreuung ist die psychologische Unterstützung. Viele Frauen über 40 fühlen sich durch die medizinische Klassifizierung als "Risikoschwangerschaft" verunsichert. Hier ist es wichtig zu wissen, dass besonders Frauen zwischen 35 und 39 Jahren vergleichbare Outcomes wie jüngere Mütter aufweisen [s62]. Diese Information kann helfen, unbegründete Ängste abzubauen.

Die Betreuung sollte auch die spezifischen Vorteile älterer Mütter berücksichtigen. Viele verfügen über:
- Größere Lebenserfahrung
- Stabilere finanzielle Situation
- Besseres Gesundheitsbewusstsein
- Reifere Entscheidungsfindung

Praktischer Tipp: Erstellen Sie gemeinsam mit Ihrem Betreuungsteam einen detaillierten Betreuungsplan, der regelmäßig angepasst wird. Dokumentieren Sie alle Untersuchungsergebnisse und Empfehlungen in einem persönlichen Schwangerschaftstagebuch.

Die Zusammenarbeit verschiedener Fachdisziplinen ist besonders wichtig. Ein typisches Betreuungsteam kann bestehen aus:
- Gynäkologe/in
- Hebamme
- Endokrinologe/in (bei Bedarf)
- Ernährungsberater/in
- Physiotherapeut/in
- Psychologe/in (auf Wunsch)

Die steigende Rate von Schwangerschaften nach 40 - von 1,2% auf 3,6% [s63] - hat zu einer Verbesserung der Betreuungsstandards geführt. Moderne Betreuungskonzepte berücksichtigen, dass viele Frauen in diesem Alter gesunde Babys zur Welt bringen [s64]. Dennoch ist eine engmaschige Überwachung wichtig, um mögliche Komplikationen frühzeitig zu erkennen. Ein weiterer wichtiger Aspekt ist die Einbindung des Partners oder einer anderen Vertrauensperson in den Betreuungsprozess. Diese Person sollte bei wichtigen Untersuchungen und Gesprächen dabei sein und kann eine wichtige emotionale Stütze darstellen.

Glossar

Anästhesist
Facharzt für Betäubung und Schmerztherapie, der die Patienten während Operationen überwacht und die Narkose durchführt

Endokrinologe
Facharzt für Hormonstörungen und Stoffwechselerkrankungen, der sich mit dem Hormonsystem und dessen Erkrankungen befasst

Neonatologie
Medizinischer Fachbereich, der sich auf die Versorgung von Neugeborenen spezialisiert hat, insbesondere von Frühgeborenen und kranken Säuglingen in den ersten Lebenswochen

Perinatal
Zeitraum kurz vor, während und nach der Geburt, umfasst etwa die Zeit von der 28. Schwangerschaftswoche bis zum 7. Tag nach der Geburt

Zusammenfassung - 1. 3. 40+ Schwanger

- Das Risiko für Gestationsdiabetes und Bluthochdruck ist bei Schwangeren über 40 deutlich erhöht
- Erstgebärende über 40 haben ein sechsmal höheres Kaiserschnitt-Risiko als jüngere Frauen
- Bei Frauen ab 40 liegt das Totgeburtsrisiko bei 2 von 1000 Schwangerschaften zwischen der 39. und 40. SSW
- Mehrlingsschwangerschaften treten bei Frauen über 45 um 336% häufiger auf
- Die schwere maternale Morbidität hat sich in den letzten 10 Jahren fast verdoppelt
- Frauen ab 40 haben ein siebenfach erhöhtes Risiko für maternale Sterblichkeit
- Ab der 10. SSW kann ein nicht-invasiver Pränataltest das fetale DNA im mütterlichen Blut analysieren
- Für Frauen über 44 wird eine geplante Entbindung in der 38. SSW empfohlen
- Die Müttersterblichkeitsrate liegt bei Frauen über 40 bei 138,5 pro 100.000 Geburten
- Die Zahl der Geburten über 40 stieg in den letzten 50 Jahren um 900%
- Eine Geburtseinleitung ab der 37. SSW kann die perinatalen Ergebnisse verbessern ohne die Kaiserschnittrate zu erhöhen
- Die Rate der Schwangerschaften nach 40 stieg von 1,2% auf 3,6%

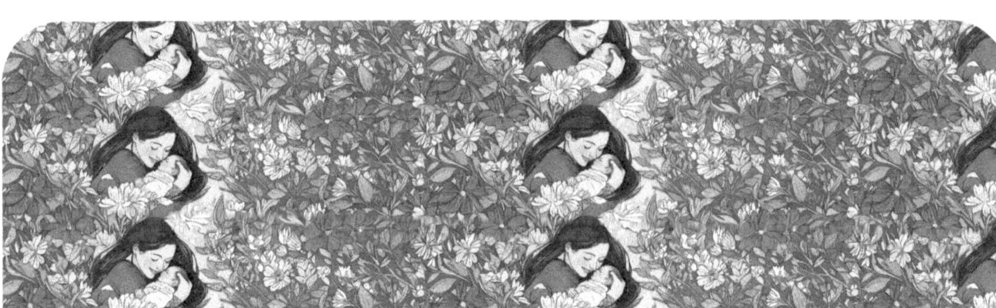

Rückblick - 1. Der Weg zur Mutterschaft

- Ein umfassender Gesundheitscheck mit präkonzeptioneller Betreuung bildet die Basis für eine erfolgreiche Schwangerschaft.
- Die Einnahme von 5mg Folsäure täglich bis zur 12. Schwangerschaftswoche reduziert das Risiko von Neuralrohrdefekten.
- Die mediterrane Ernährungsweise erhöht bei nicht übergewichtigen Frauen unter 35 die Schwangerschaftschance um das 2,7-fache.
- Das "fruchtbare Fenster" umfasst sechs Tage - den Tag des Eisprungs und die fünf Tage davor.
- Die höchste Empfängniswahrscheinlichkeit von 27-33% besteht an den drei Tagen vor und am Tag des Eisprungs.
- Der weibliche Zyklus wird durch ein präzises Zusammenspiel verschiedener Hormone gesteuert, wobei FSH das Follikelwachstum stimuliert.
- Ein befruchtungsfähiges Ei überlebt etwa 24 Stunden, während Spermien bis zu fünf Tage überleben können.
- Frauen über 40 haben ein sechsmal höheres Risiko für einen Kaiserschnitt im Vergleich zu jüngeren Erstgebärenden.
- Die Müttersterblichkeitsrate bei Frauen über 40 liegt bei 138,5 pro 100.000 Geburten.
- Mehrlingsschwangerschaften treten bei Frauen über 45 Jahren um 336% häufiger auf als bei jüngeren Frauen.
- Die Rate der Schwangerschaften nach 40 ist in den letzten fünf Jahrzehnten um 900% gestiegen.
- Während die Planung und Vorbereitung einer Schwangerschaft viele Herausforderungen mit sich bringt, wartet nun die spannende Zeit des körperlichen und emotionalen Wandels während der Schwangerschaft selbst.

2. Schwangerschaftszeit

Die Schwangerschaft markiert einen der bedeutendsten Lebensabschnitte - sowohl körperlich als auch emotional. Wie verändert sich der weibliche Körper in dieser Zeit? Welche Rolle spielen Hormone, Ernährung und Bewegung für eine gesunde Entwicklung des Kindes? Und wie gehen werdende Eltern am besten mit den psychischen Herausforderungen dieser intensiven Phase um? Von den ersten Anzeichen bis zur Geburt durchläuft der Körper erstaunliche Anpassungsprozesse. Das komplexe Zusammenspiel verschiedener Hormone steuert dabei nicht nur die körperlichen Veränderungen, sondern beeinflusst auch das emotionale Erleben. Gleichzeitig nehmen Faktoren wie Ernährung, Bewegung und ausreichend Schlaf direkten Einfluss auf Mutter und Kind. Die folgenden Kapitel beleuchten die wichtigsten Aspekte dieser spannenden Zeit - von den biologischen Grundlagen bis hin zu praktischen Empfehlungen für den Alltag. Dabei wird deutlich: Jede Schwangerschaft verläuft individuell und verdient eine ebenso individuelle Begleitung.

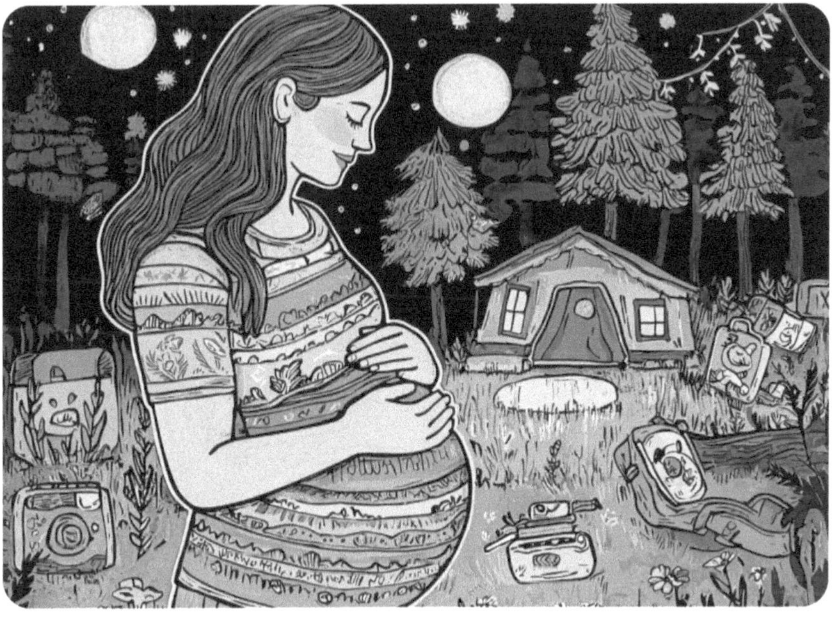

2. 1. Körper

Wie verändert sich der weibliche Körper während der Schwangerschaft? Welche Rolle spielen Hormone bei diesem komplexen Prozess? Und wie können werdende Mütter durch bewusstes Gewichtsmanagement und angepasste Bewegung ihre Schwangerschaft positiv beeinflussen? Der menschliche Körper vollzieht während der Schwangerschaft bemerkenswerte Anpassungen. Von hormonellen Veränderungen über Gewichtszunahme bis hin zur Anpassung des Bewegungsapparats - jedes System im Körper stellt sich auf die neue Situation ein. Diese Veränderungen sind nicht nur faszinierend, sondern auch essentiell für eine gesunde Entwicklung des ungeborenen Kindes. Das Verständnis dieser körperlichen Prozesse ermöglicht es werdenden Müttern, bewusste Entscheidungen für ihre Gesundheit und die ihres Kindes zu treffen. Die folgenden Abschnitte beleuchten detailliert die wichtigsten körperlichen Aspekte der Schwangerschaft und geben praktische Hinweise für einen gesunden Schwangerschaftsverlauf.

> *„Die Hypophyse vergrößert sich während der Schwangerschaft um etwa 136%, und der Prolaktinspiegel steigt auf das Zehnfache des normalen Wertes."*

2. 1. 1. Hormone

Hormone spielen eine zentrale Rolle bei der Fortpflanzung und beeinflussen maßgeblich die Fruchtbarkeit sowie den gesamten Schwangerschaftsverlauf. Das komplexe Zusammenspiel verschiedener Hormone wird durch die hypothalamisch-hypophysäre-ovarielle Achse (HPO) gesteuert [s65]. Diese koordiniert den weiblichen Menstruationszyklus und die Produktion wichtiger Hormone wie Estradiol und Progesteron.

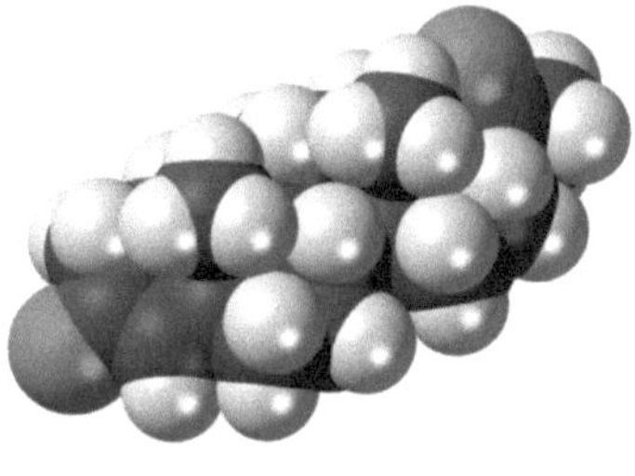

Progesteron [i6]

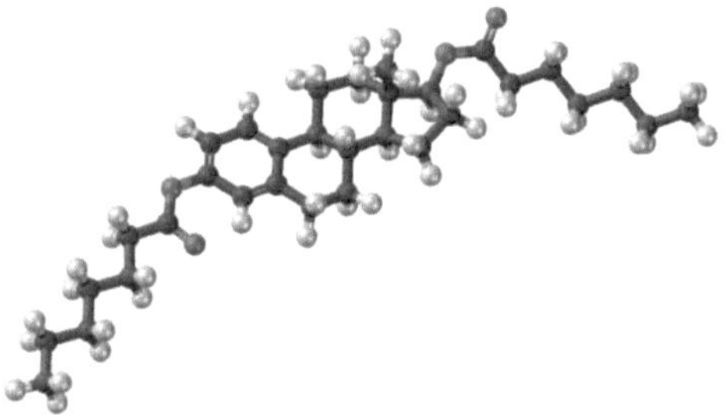

Estradiol [i5]

Für eine erfolgreiche Empfängnis ist ein ausgewogener Hormonhaushalt essentiell. Zu den wichtigsten Hormonen zählen das Follikel-stimulierende Hormon (FSH), das luteinisierende Hormon (LH), das Anti-Müller-Hormon (AMH), Progesteron und Prolaktin [s66]. FSH reguliert dabei die Regelmäßigkeit des Menstruationszyklus und sorgt für die Reifung gesunder Eizellen. Das AMH gibt Aufschluss über die Eierstockreserve, während Progesteron den Körper auf eine mögliche Schwangerschaft vorbereitet und diese in der Frühphase unterstützt.

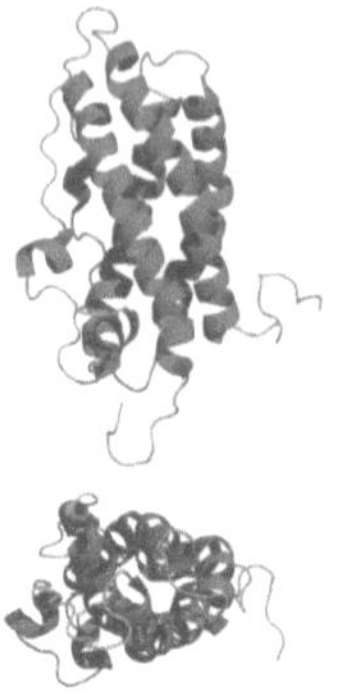

Prolaktin [i7]

Verschiedene Faktoren können das hormonelle Gleichgewicht stören. Stress spielt dabei eine bedeutende Rolle: Chronische Belastungen aktivieren die Hypothalamus-Hypophysen-Nebennieren-Achse (HPA), was zu einer erhöhten Ausschüttung von Stresshormonen wie Cortisol führt [s67]. Ein erhöhter Cortisolspiegel kann die Befruchtungsfähigkeit der Eizelle beeinträchtigen und die Gebärmutterschleimhaut ungünstig beeinflussen. Um dem entgegenzuwirken, empfehlen sich regelmäßige Entspannungsübungen wie Meditation oder Yoga. Auch das Körpergewicht hat einen erheblichen Einfluss auf den Hormonhaushalt. Sowohl Unter- als auch Übergewicht können zu hormonellen Ungleichgewichten führen und damit die Fruchtbarkeit beeinträchtigen [s68] [s69]. Frauen mit Übergewicht benötigen durchschnittlich länger, um schwanger zu werden. Eine ausgewogene Ernährung und regelmäßige körperliche Aktivität können hier positiv auf die Fruchtbarkeit einwirken. Während der Schwangerschaft kommt es zu dramatischen hormonellen Veränderungen. Die Hypophyse vergrößert sich um etwa 136% [s70], und der Prolaktinspiegel steigt auf das Zehnfache des normalen Wertes. Diese Veränderungen sind wichtig für die Entwicklung der Milchdrüsen und die spätere Milchproduktion. Interessanterweise haben reproduktive Faktoren auch Einfluss auf das spätere Brustkrebsrisiko [s71]. Eine frühe erste Schwangerschaft und mehrere Geburten können das Risiko senken, ebenso wie eine längere Stillzeit. Dies hängt mit der kumulativen Exposition gegenüber Hormonen wie Östrogen und Progesteron zusammen. Bei Fruchtbarkeitsproblemen können hormonelle Störungen sowohl bei Frauen als auch bei Männern eine Rolle spielen [s72]. Bei Männern kann beispielsweise ein Ungleichgewicht des Testosteronspiegels die

Spermienproduktion beeinträchtigen. Eine gründliche endokrinologische Abklärung ist daher bei unerfülltem Kinderwunsch oft sinnvoll.

Praktische Empfehlungen für einen ausgeglichenen Hormonhaushalt umfassen:
- Regelmäßige Stressreduktion durch Entspannungstechniken
- Aufrechterhaltung eines gesunden BMI durch ausgewogene Ernährung
- Regelmäßige moderate Bewegung
- Ausreichend Schlaf
- Vermeidung von endokrin wirksamen Chemikalien im Alltag
- Regelmäßige ärztliche Vorsorgeuntersuchungen

Bei Anzeichen eines hormonellen Ungleichgewichts wie unregelmäßigen Zyklen, starken Stimmungsschwankungen oder unerklärlichen Gewichtsveränderungen sollte frühzeitig ärztlicher Rat eingeholt werden. Moderne Behandlungsmöglichkeiten wie die kontrollierte ovarielle Stimulation können bei Bedarf den Kinderwunsch unterstützen [s65].

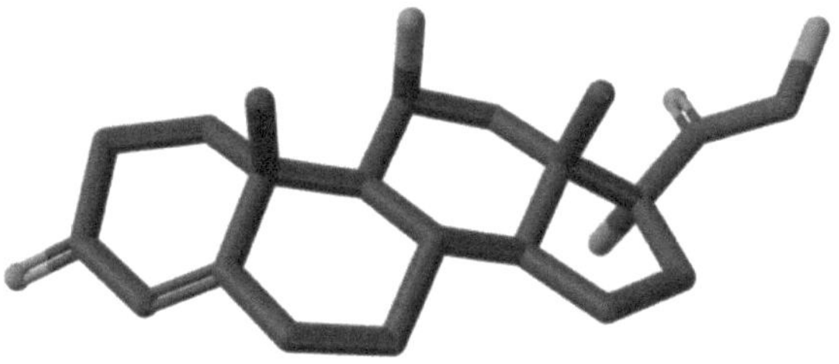

Cortisol [i8]

Glossar

Endokrinologie
Die Lehre von den Hormonen und hormonproduzierenden Organen, die sich mit deren Wirkungen und Störungen befasst

Estradiol
Das wichtigste natürliche Östrogen im weiblichen Körper, das unter anderem die Entwicklung der weiblichen Geschlechtsmerkmale steuert

Hypophyse
Eine etwa erbsengroße Hormondrüse am Gehirnboden, die als übergeordnete Steuerungszentrale für andere Hormondrüsen dient

Hypothalamus
Ein Teil des Zwischenhirns, der als wichtige Schaltzentrale für Hormone und Stoffwechsel fungiert und die Körpertemperatur reguliert

Prolaktin
Ein Hormon, das nicht nur für die Milchbildung zuständig ist, sondern auch Einfluss auf das Immunsystem und den Stoffwechsel hat

2. 1. 2. Gewicht

Das Körpergewicht spielt eine entscheidende Rolle für eine gesunde Schwangerschaft und Geburt. In hochentwickelten Ländern beginnen über 50% der Frauen ihre Schwangerschaft mit Übergewicht oder Adipositas, wobei 33,2% als übergewichtig und 22% als adipös eingestuft werden [s73]. Diese Ausgangssituation kann verschiedene Risiken mit sich bringen. Die empfohlene Gewichtszunahme während der Schwangerschaft liegt zwischen 11,5 und 16 Kilogramm für normalgewichtige Frauen. Untergewichtige Frauen sollten etwas mehr, nämlich 13 bis 18 Kilogramm, zunehmen [s74]. Diese Zunahme verteilt sich auf verschiedene Komponenten: Das Baby selbst, die Plazenta, Fruchtwasser, zusätzliches Brustgewebe, erhöhtes Blutvolumen, Fettreserven und das Wachstum der Gebärmutter. Um diese gesunde Gewichtszunahme zu erreichen, steigt der Kalorienbedarf im Verlauf der Schwangerschaft: Von 1.800 Kalorien im ersten Trimester über 2.200 Kalorien im zweiten bis zu 2.400 Kalorien im dritten Trimester [s74]. Besondere Aufmerksamkeit verdient die Situation übergewichtiger Schwangerer, da ein hoher BMI vor der Schwangerschaft das Risiko für verschiedene Komplikationen erhöht. Dazu gehören Gestationshypertonie, Makrosomie (übermäßiges fetales Wachstum) und die Notwendigkeit eines Kaiserschnitts [s75]. Interessanterweise nehmen Frauen mit höherem Ausgangs-BMI während der Schwangerschaft durchschnittlich weniger Gewicht zu als normalgewichtige Frauen [s75].

Ein wichtiger praktischer Aspekt ist die Ernährungsberatung während der Schwangerschaft. Viele Frauen berichten von unzureichenden oder widersprüchlichen Informationen durch Gesundheitsfachkräfte [s76]. Hier ein konkretes Beispiel für eine ausgewogene Tagesernährung im zweiten Trimester:

- Frühstück: Vollkornmüsli mit Joghurt und frischem Obst
- Zwischenmahlzeit: Eine Handvoll Nüsse und ein Apfel
- Mittagessen: Gegrilltes Hühnchen mit Gemüse und Vollkornreis
- Nachmittagssnack: Vollkornbrot mit Avocado
- Abendessen: Fisch mit Kartoffeln und gedünstetem Gemüse

Nach der Geburt sollten Frauen planen, ihr Ausgangsgewicht innerhalb von 6 bis 12 Monaten wieder zu erreichen [s77]. Stillende Mütter benötigen dabei etwa 500 zusätzliche Kalorien pro Tag [s77]. Von Crash-Diäten ist dringend abzuraten, da diese zwar zu schnellem Gewichtsverlust führen können, aber nicht nachhaltig sind und die Milchproduktion beeinträchtigen können.

Praktische Empfehlungen für eine gesunde Gewichtsentwicklung während und nach der Schwangerschaft:
- Regelmäßige Gewichtskontrolle beim Frauenarzt
- Anpassung der Ernährung an den trimesterspezifischen Kalorienbedarf
- Moderate Bewegung wie Schwangerschaftsyoga oder Schwimmen
- Führen eines Ernährungstagebuchs
- Realistische Zielsetzung für die Gewichtsabnahme nach der Geburt

Die Umsetzung von Gewichtskontrollrichtlinien erfordert aktive Strategien und Unterstützung durch Hebammen und Ärzte [s78]. Ein ganzheitlicher Ansatz, der sowohl die physischen als auch psychischen Aspekte der Gewichtsveränderung berücksichtigt, hat sich dabei als besonders erfolgreich erwiesen. Beachtenswert ist auch der Zusammenhang zwischen sozioökonomischem Status und Übergewicht in der Schwangerschaft. Studien zeigen eine signifikante Verbindung zwischen Adipositas in der Schwangerschaft und sozioökonomischer Benachteiligung sowie der Zugehörigkeit zu ethnischen Minderheiten [s76]. Dies unterstreicht die Notwendigkeit gezielter Unterstützungsprogramme für vulnerable Gruppen.

Glossar

Adipositas
Eine schwere Form von Übergewicht, bei der der Körperfettanteil krankhaft erhöht ist. Der Body-Mass-Index (BMI) liegt dabei über 30.

Gestationshypertonie
Ein während der Schwangerschaft auftretender Bluthochdruck, der sich meist nach der 20. Schwangerschaftswoche entwickelt und sich nach der Geburt wieder normalisiert.

Makrosomie
Ein Geburtsgewicht des Babys von über 4.500 Gramm, was zu Komplikationen bei der Geburt führen kann.

2. 1. 3. Fitness

Regelmäßige körperliche Aktivität spielt eine zentrale Rolle für eine gesunde Schwangerschaft und Geburt. Wissenschaftliche Studien belegen, dass aktive Frauen ein geringeres Risiko für Komplikationen während der Schwangerschaft und bei der Geburt aufweisen [s79]. Für gesunde Schwangere ohne Risikofaktoren wird daher empfohlen, mindestens 150 Minuten moderate aerobe Aktivität pro Woche durchzuführen [s80].

Ein ausgewogenes Trainingsprogramm während der Schwangerschaft sollte verschiedene Übungsformen kombinieren. Besonders geeignet sind Kraft-, Dehn-, Gleichgewichts- und aerobes Training [s81]. Als konkrete Aktivitäten eignen sich beispielsweise:

- Zügiges Gehen in der freien Natur
- Schwimmen und Wassergymnastik
- Moderates Radfahren (vorzugsweise auf dem stationären Rad)
- Schwangerschaftsangepasstes Yoga
- Gezielte Kräftigungsübungen

Beim Training sollte die Intensität so gewählt werden, dass noch eine normale Unterhaltung möglich ist [s79]. Dies ist ein verlässlicher Indikator dafür, dass die Belastung angemessen ist. Wichtig ist auch, vor und nach dem Training ausreichend Zeit für Aufwärmen und Abkühlen einzuplanen. Besondere Aufmerksamkeit verdient das Training der Beckenbodenmuskulatur [s82]. Eine starke Beckenbodenmuskulatur unterstützt nicht nur während der Schwangerschaft, sondern erleichtert auch die Geburt und fördert die postnatale Regeneration. Folgende Übung kann täglich durchgeführt werden: Im Sitzen oder Liegen die Beckenbodenmuskulatur für 8-10 Sekunden anspannen, als würde man den Harnfluss stoppen wollen. Nach einer kurzen Pause 8-12 Wiederholungen durchführen. Ab der 16. Schwangerschaftswoche sollten Übungen in Rückenlage vermieden werden [s80]. Der Grund dafür ist, dass in dieser Position die schwere Gebärmutter auf wichtige Blutgefäße drücken kann. Auch Sportarten mit erhöhtem Sturz- oder Verletzungsrisiko sowie Tauchen sind während der Schwangerschaft tabu [s79]. Schwimmen wird von vielen Experten besonders empfohlen, da der Auftrieb des Wassers das zusätzliche Gewicht optimal unterstützt [s79]. Ein praktischer Tipp für das

Schwimmtraining: Beginnen Sie mit 10-15 Minuten und steigern Sie die Dauer allmählich auf 30 Minuten. Die Wassertemperatur sollte dabei angenehm sein, aber nicht zu warm. Die positiven Effekte von regelmäßiger Bewegung setzen sich auch im Wochenbett fort. Körperliche Aktivität kann hier nachweislich die Symptome einer postpartalen Depression lindern [s80]. Allerdings sollte der Wiedereinstieg ins Training behutsam erfolgen und mit der betreuenden Hebamme oder dem Arzt abgesprochen werden.

Ein integrativer Ansatz zur Förderung körperlicher Aktivität bei Schwangeren berücksichtigt individuelle Bedürfnisse und Voraussetzungen [s81]. Praktische Umsetzungstipps:
- Tägliche Aktivitäten in den Alltag integrieren (Treppensteigen statt Aufzug)
- Feste Trainingszeiten einplanen
- Bewegung mit sozialen Kontakten verbinden (Schwangerschaftskurs, Walking-Gruppe)
- Aktivitätstagebuch führen zur Motivation

Die Vorteile regelmäßiger Bewegung während der Schwangerschaft überwiegen deutlich potenzielle Risiken [s83]. Zu den positiven Effekten zählen:
- Bessere Gewichtskontrolle
- Reduziertes Risiko für Schwangerschaftsdiabetes
- Verbesserte Körperwahrnehmung
- Stärkung der Rückenmuskulatur
- Bessere Vorbereitung auf die Geburt

Für die Bauchmuskulatur gilt besondere Vorsicht: Während starke Bauchmuskeln die Wirbelsäule unterstützen, sollten klassische Sit-ups vermieden werden, da sie eine Rektusdiastase (Trennung der geraden Bauchmuskeln) begünstigen können [s82]. Stattdessen eignen sich sanfte Stabilisationsübungen im Vierfüßlerstand.

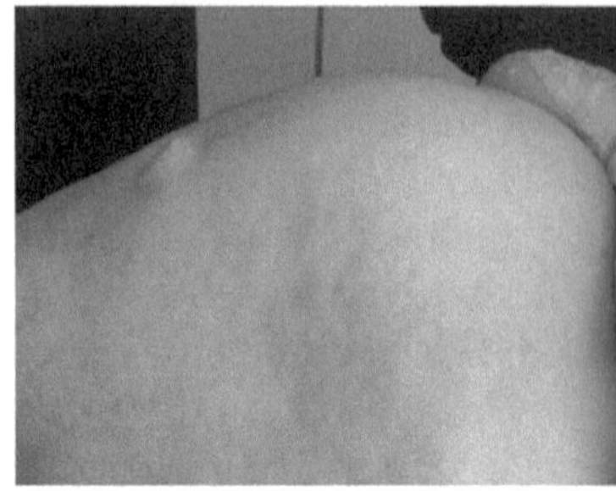

Rektusdiastase [i9]

Glossar

Aerob
Stoffwechselprozesse, die unter Verwendung von Sauerstoff ablaufen. Bei aerobem Training wird die Ausdauer trainiert, wobei der Körper die Energie hauptsächlich durch die Verbrennung von Fetten und Kohlenhydraten mit Sauerstoff gewinnt.

Postpartale Depression
Eine psychische Erkrankung, die nach der Geburt auftreten kann und sich von dem häufigeren 'Baby Blues' durch längere Dauer und stärkere Symptome unterscheidet. Betrifft etwa 10-15% aller Mütter und benötigt meist professionelle Behandlung.

Rektusdiastase
Eine Spaltbildung zwischen den beiden Strängen der geraden Bauchmuskulatur, die häufig während der Schwangerschaft aufgrund der Dehnung der Bauchdecke entsteht. Die normale Breite der Spalte beträgt etwa 1-2 cm, bei einer Rektusdiastase ist sie größer.

Zusammenfassung - 2. 1. Körper

- Die Hypothalamus-Hypophysen-Nebennieren-Achse wird durch chronischen Stress aktiviert und erhöht den Cortisolspiegel, was die Befruchtungsfähigkeit beeinträchtigt
- Die Hypophyse vergrößert sich während der Schwangerschaft um 136%, der Prolaktinspiegel steigt auf das Zehnfache
- Eine frühe erste Schwangerschaft und mehrere Geburten können das spätere Brustkrebsrisiko senken
- In entwickelten Ländern beginnen über 50% der Frauen ihre Schwangerschaft mit Übergewicht oder Adipositas (33,2% übergewichtig, 22% adipös)
- Der Kalorienbedarf steigt von 1.800 im ersten auf 2.400 Kalorien im dritten Trimester
- Frauen mit höherem Ausgangs-BMI nehmen während der Schwangerschaft durchschnittlich weniger Gewicht zu als normalgewichtige
- Es besteht eine signifikante Verbindung zwischen Adipositas in der Schwangerschaft und sozioökonomischer Benachteiligung
- Ab der 16. Schwangerschaftswoche sollten Übungen in Rückenlage vermieden werden, da die Gebärmutter auf wichtige Blutgefäße drücken kann
- Körperliche Aktivität kann nachweislich die Symptome einer postpartalen Depression lindern
- Klassische Sit-ups sollten vermieden werden, da sie eine Rektusdiastase begünstigen können

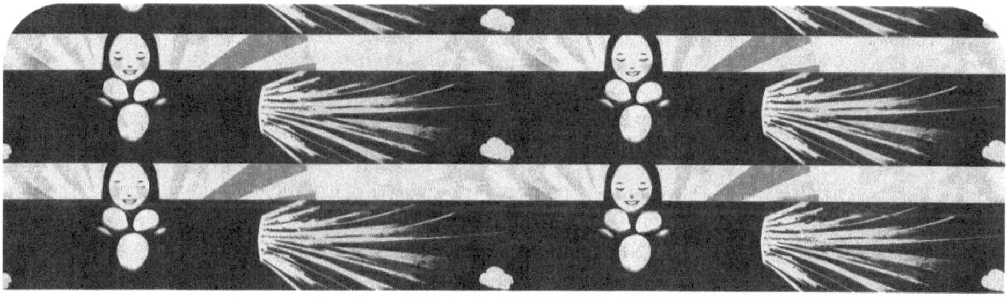

2. 2. Gesundheit

Die Gesundheit während der Schwangerschaft umfasst weit mehr als regelmäßige Vorsorgeuntersuchungen. Wie können werdende Mütter aktiv zu einem optimalen Schwangerschaftsverlauf beitragen? Welche Rolle spielen Ernährung, Bewegung und ausreichend Schlaf für die Entwicklung des Kindes? Der weibliche Körper durchläuft in der Schwangerschaft bemerkenswerte Veränderungen, die neue Anforderungen an die Lebensgewohnheiten stellen. Eine ausgewogene Ernährung versorgt das ungeborene Kind mit wichtigen Nährstoffen, regelmäßige Bewegung stärkt den mütterlichen Organismus und ausreichend Schlaf ermöglicht die notwendige Regeneration. Die richtigen Entscheidungen in diesen Bereichen können den Schwangerschaftsverlauf positiv beeinflussen und die Grundlage für eine gesunde Entwicklung des Kindes schaffen. Die folgenden Abschnitte zeigen evidenzbasierte Empfehlungen und praktische Tipps, wie Sie Ihre Gesundheit und die Ihres ungeborenen Kindes optimal unterstützen können.

„Ab der 28. Schwangerschaftswoche sollte nicht mehr auf dem Rücken geschlafen werden, da dies das Risiko einer Totgeburt erhöhen kann. Die seitliche Schlafposition ist am sichersten."

2. 2. 1. Ernährung

Eine ausgewogene Ernährung spielt eine zentrale Rolle für eine gesunde Schwangerschaft und die optimale Entwicklung des Babys. Bereits vor der Schwangerschaft hat der Ernährungszustand der werdenden Mutter einen wichtigen Einfluss auf den späteren Schwangerschaftsverlauf [s84]. Der Kalorienbedarf ändert sich im Verlauf der Schwangerschaft: Während im ersten Trimester keine zusätzlichen Kalorien benötigt werden, steigt der Bedarf im zweiten Trimester um etwa 340 Kalorien und im letzten Trimester um circa 450 Kalorien pro Tag [s85]. Ein praktischer Tipp ist es, diese zusätzlichen Kalorien durch nährstoffreiche Snacks wie einen Vollkornbagel mit Frischkäse oder eine Handvoll Nüsse mit einem Apfel zu decken. Besonders wichtig sind bestimmte Mikronährstoffe: Folsäure sollte bereits vor der Schwangerschaft in einer Dosis von 400-800 Mikrogramm täglich eingenommen werden [s86]. Dies kann durch folsäurereiche Lebensmittel wie Spinat, Brokkoli und angereicherte Getreideprodukte sowie ein Pränatalsupplement erreicht werden. Die Folsäureeinnahme ist besonders in den ersten Wochen der Schwangerschaft entscheidend für die normale Entwicklung des Nervensystems des Babys [s86]. Der Eisenbedarf steigt während der Schwangerschaft deutlich an [s87]. Um die Eisenaufnahme zu optimieren, empfiehlt es sich, eisenreiche Lebensmittel wie mageres rotes Fleisch, Hülsenfrüchte oder Vollkornprodukte zusammen mit Vitamin C-reichen Lebensmitteln zu verzehren. Zum Beispiel kann man Linsen mit Paprika kombinieren oder Orangensaft zum Frühstücksmüsli trinken. Calcium und Vitamin D sind essentiell für die Knochen- und Zahnentwicklung des Babys [s88]. Neben Milchprodukten sind auch grüne Blattgemüse gute Calciumquellen. Von September bis März wird eine zusätzliche Vitamin D-Supplementierung empfohlen [s88].

Für eine optimale Versorgung sollte der Speiseplan täglich Lebensmittel aus allen wichtigen Gruppen enthalten [s89]:
- Verschiedenfarbiges Gemüse und Obst
- Vollkornprodukte
- Magere Proteinquellen
- Fettarme Milchprodukte
- Gesunde Öle

Bestimmte Lebensmittel sollten während der Schwangerschaft gemieden werden [s85]:
- Roher Fisch und rohes Fleisch
- Unpasteurisierte Milchprodukte
- Rohe Sprossen
- Säfte ohne Pasteurisierung

Ein praktischer Wochenplan könnte so aussehen: Zum Frühstück Vollkornmüsli mit Joghurt und frischen Früchten, als Zwischenmahlzeit Nüsse und Trockenobst, mittags ein bunter Salat mit gekochtem Ei und abends Vollkornpasta mit Gemüsesoße und magerem Fleisch. Die Flüssigkeitszufuhr sollte hauptsächlich durch Wasser erfolgen. Koffeinhaltige Getränke sollten begrenzt und mit dem Arzt besprochen werden [s89]. Ein hilfreicher Tipp ist es, eine Wasserflasche griffbereit zu haben und regelmäßig über den Tag verteilt zu trinken. Meeresfrüchte sollten in Maßen (8-12 Unzen pro Woche) verzehrt werden, wobei auf quecksilberarme Sorten zu achten ist [s85]. Gute Optionen sind beispielsweise Lachs, Forelle oder Garnelen. Vegetarierinnen können eine ausgewogene Ernährung erreichen, sollten aber besonders auf die ausreichende Zufuhr von Eisen und Vitamin B12 achten [s88]. Hier können Hülsenfrüchte, angereicherte Getreideprodukte und eventuell Nahrungsergänzungsmittel nach Rücksprache mit dem Arzt helfen. Der bodymassindex (BMI) vor der Schwangerschaft ist ein wichtiger Ausgangspunkt für die empfohlene Gewichtszunahme während der Schwangerschaft [s84]. Eine individuelle Ernährungsberatung kann helfen, die Ernährung optimal an die persönliche Situation anzupassen.

Mikronährstoff
Lebenswichtige Substanzen wie Vitamine und Mineralstoffe, die der Körper nicht selbst herstellen kann und die in kleinen Mengen (Mikrogramm bis Milligramm) benötigt werden.

Pränatalsupplement
Speziell für Schwangere entwickelte Nahrungsergänzungsmittel, die wichtige Vitamine und Mineralstoffe in angepasster Dosierung enthalten, um den erhöhten Bedarf während der Schwangerschaft zu decken.

2. 2. 2. Sport

Regelmäßige körperliche Aktivität während der Schwangerschaft und nach der Geburt bietet zahlreiche gesundheitliche Vorteile für Mutter und Kind [s90]. Wenn keine medizinischen Komplikationen vorliegen, ist Sport nicht nur sicher, sondern ausdrücklich empfohlen [s91]. Experten empfehlen mindestens 150 Minuten moderate aerobe Aktivität pro Woche [s92] [s93]. Dies lässt sich gut in den Alltag integrieren, zum Beispiel durch 30-minütige Einheiten an fünf Tagen der Woche. Dabei gilt: Auch kleinere Aktivitätseinheiten von 5-10 Minuten sind wertvoll und können über den Tag verteilt werden [s94].

Zu den empfohlenen Aktivitäten mittlerer Intensität gehören:
- Zügiges Gehen in der Natur oder auf dem Laufband
- Schwimmen oder Wassergymnastik
- Moderates Radfahren (vorzugsweise auf dem stationären Rad)
- Schwangerschaftsgeeignete Yoga- oder Pilatesübungen
- Leichtes Tanzen [s92] [s95]

Zusätzlich sollten an mindestens zwei Tagen pro Woche gezielte Übungen zur Muskelkräftigung durchgeführt werden [s94]. Besonders wichtig sind dabei:
- Beckenbodentraining
- Sanfte Übungen für die Rückenmuskulatur
- Leichtes Krafttraining mit kleinen Gewichten oder dem eigenen Körpergewicht

Frauen, die bereits vor der Schwangerschaft sportlich aktiv waren, können ihre gewohnten Aktivitäten meist fortsetzen, sollten aber die Intensität anpassen [s93]. Wichtig ist dabei, auf den eigenen Körper zu hören und sich nicht zu überanstrengen [s95].

Die positiven Auswirkungen regelmäßiger Bewegung sind vielfältig:
- Reduziertes Risiko für Schwangerschaftsdiabetes
- Bessere Gewichtskontrolle
- Vorbeugung von praeeklampsie
- Verkürzung der Wehendauer
- Schnellere Erholung nach der Geburt
- Verringertes Risiko für postpartale Depression [s96] [s97]

Ab dem zweiten Trimester sollten Übungen in Rückenlage vermieden werden [s92]. Auch Sportarten mit erhöhtem Sturz- oder Verletzungsrisiko wie Kontaktsportarten, Skifahren oder Reiten sind nicht zu empfehlen [s96].

Praktische Tipps für den Trainingsalltag:
- Tragen Sie bequeme, atmungsaktive Sportkleidung
- Trinken Sie ausreichend vor, während und nach dem Sport
- Wärmen Sie sich vor dem Training auf und kühlen Sie danach ab
- Integrieren Sie Bewegung in Ihren Alltag (Treppen statt Aufzug, kurze Strecken zu Fuß)
- Nutzen Sie Fitness-Apps oder Online-Kurse speziell für Schwangere
- Trainieren Sie möglichst zur gleichen Tageszeit, wenn Sie sich dann am wohlsten fühlen

Trotz der vielen Vorteile reduzieren viele Frauen ihre sportlichen Aktivitäten während der Schwangerschaft oder stellen sie ganz ein [s96]. Dies liegt oft an mangelnder Beratung oder falschen Vorstellungen über mögliche Risiken. Eine offene Kommunikation mit dem betreuenden Gesundheitsteam ist daher wichtig, um individuelle Empfehlungen zu erhalten und Unsicherheiten zu klären [s94]. Besonders für Frauen, die vor der Schwangerschaft wenig aktiv waren, gilt: Ein sanfter Einstieg ist jederzeit möglich [s94]. Beginnen Sie mit kurzen Spaziergängen und steigern Sie Dauer und Intensität langsam nach Ihrem Wohlbefinden.

2. 2. 3. Schlaf

Ausreichender und erholsamer Schlaf ist während der Schwangerschaft von besonderer Bedeutung, da der Körper vor großen Herausforderungen steht. Studien zeigen, dass über 77% der schwangeren Frauen von Schlafproblemen berichten [s98]. Die Schlafqualität und -quantität verändert sich dabei im Verlauf der Schwangerschaft deutlich. Im ersten Trimester verspüren viele Frauen eine ausgeprägte Müdigkeit und ein erhöhtes Schlafbedürfnis [s99]. Dies ist eine normale Reaktion auf die hormonellen Umstellungen und die Energie, die der Körper für die Entwicklung des Babys aufwendet [s100]. In dieser Phase ist es wichtig, dem erhöhten Schlafbedürfnis nachzugeben und sich ausreichend Ruhe zu gönnen. Ein praktischer Tipp ist es, den Tagesablauf wenn möglich an die neue Situation anzupassen und beispielsweise früher zu Bett zu gehen. Ab dem zweiten Trimester können verschiedene Faktoren den Schlaf erschweren. Häufige Toilettengänge, Sodbrennen, Rückenschmerzen und ein erhöhter Herzschlag können das Ein- und Durchschlafen beeinträchtigen [s100]. Besonders im dritten Trimester berichten viele Frauen von Einschlafproblemen (26,38%) und häufigem nächtlichen Erwachen (62,88%) [s98]. Ab der 28. Schwangerschaftswoche ist die Schlafposition besonders wichtig. Das Schlafen auf dem Rücken sollte vermieden werden, da dies das Risiko einer Totgeburt erhöhen kann [s99]. Die seitliche Schlafposition, ob links oder rechts, ist am sichersten. Ein Schwangerschaftskissen zwischen den Knien oder zur Unterstützung des Bauches kann dabei helfen, eine bequeme Position zu finden.

Für einen erholsamen Schlaf können folgende Maßnahmen hilfreich sein:
- Etablieren Sie eine regelmäßige Schlafenszeit
- Vermeiden Sie Koffein, besonders in den Abendstunden
- Nehmen Sie keine großen Mahlzeiten kurz vor dem Schlafengehen zu sich
- Praktizieren Sie entspannende Aktivitäten wie sanfte Dehnübungen oder Meditation
- Sorgen Sie für eine angenehme Schlafumgebung (kühl, dunkel, ruhig)

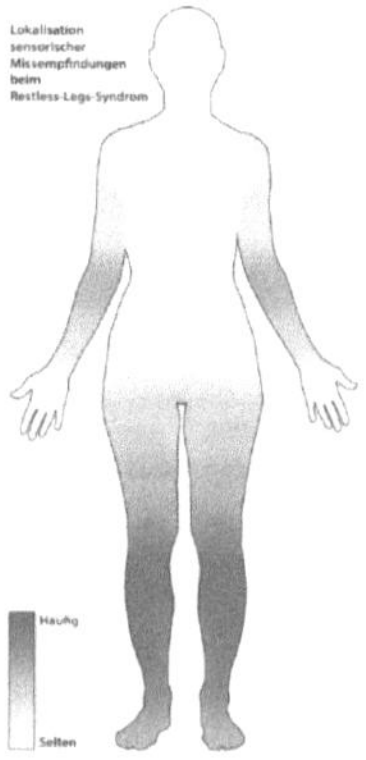

Restless-Legs-Syndrom [i10]

Ein besonderes Augenmerk sollte auf das Restless-Legs-Syndrom (RLS) gelegt werden, das bis zu einem Drittel der schwangeren Frauen betrifft [s101]. Diese neurologische Störung äußert sich durch einen unstillbaren Bewegungsdrang der Beine, besonders in Ruhephasen, und kann die Schlafqualität erheblich beeinträchtigen. Bei entsprechenden Symptomen sollte dies mit dem betreuenden Arzt besprochen werden. Wichtig zu wissen ist, dass Schlafstörungen während der Schwangerschaft nicht nur die Mutter beeinträchtigen können. Studien zeigen, dass pränataler Stress, der oft mit Schlafproblemen einhergeht, auch Auswirkungen auf den späteren Schlaf-Wach-Rhythmus des Kindes haben kann [s102]. Von der Einnahme von Schlafmitteln, auch pflanzlicher Art, sollte ohne ärztliche Rücksprache abgesehen werden [s100]. Stattdessen können nicht-medikamentöse Entspannungstechniken wie progressive Muskelentspannung oder Atemübungen hilfreich sein. Wenn Schlafprobleme zu einer erheblichen Belastung werden, ist es wichtig, dies mit dem betreuenden Gesundheitsteam zu besprechen [s99]. Manchmal können bereits kleine Anpassungen im Tagesablauf oder der Schlafumgebung zu einer deutlichen Verbesserung führen. Ein ausgewogenes Verhältnis zwischen Aktivität und Ruhe ist anzustreben. Während kurze Nickerchen am Tag erlaubt sind, sollten diese nicht zu spät am Tag erfolgen, um den nächtlichen Schlaf nicht zu beeinträchtigen [s99]. Eine moderate körperliche Aktivität tagsüber kann die Schlafqualität verbessern, sollte aber nicht zu kurz vor der Schlafenszeit erfolgen.

Glossar

Restless-Legs-Syndrom

Eine neurologische Erkrankung, die sich durch kribbelnde Missempfindungen und Bewegungsdrang in den Beinen auszeichnet. Die Beschwerden treten hauptsächlich in Ruhephasen auf und können durch Bewegung kurzzeitig gelindert werden. Auch bekannt als Syndrom der unruhigen Beine.

Zusammenfassung - 2. 2. Gesundheit

- Der Kalorienbedarf steigt im zweiten Trimester um 340 und im letzten um 450 Kalorien täglich.
- Folsäure sollte bereits vor der Schwangerschaft in einer Dosis von 400-800 Mikrogramm täglich eingenommen werden.
- Die Eisenaufnahme wird durch gleichzeitige Aufnahme von Vitamin C optimiert.
- Von September bis März wird eine zusätzliche Vitamin D-Supplementierung empfohlen.
- Meeresfrüchte sollten auf 8-12 Unzen pro Woche begrenzt und quecksilberarm sein.
- Mindestens 150 Minuten moderate aerobe Aktivität pro Woche werden empfohlen.
- Muskelkräftigung sollte an mindestens zwei Tagen pro Woche durchgeführt werden.
- Ab dem zweiten Trimester sind Übungen in Rückenlage zu vermeiden.
- Über 77% der schwangeren Frauen berichten von Schlafproblemen.
- 26,38% haben Einschlafprobleme und 62,88% häufiges nächtliches Erwachen im dritten Trimester.
- Ab der 28. Schwangerschaftswoche erhöht Rückenlage das Risiko einer Totgeburt.
- Das Restless-Legs-Syndrom betrifft bis zu einem Drittel der schwangeren Frauen.

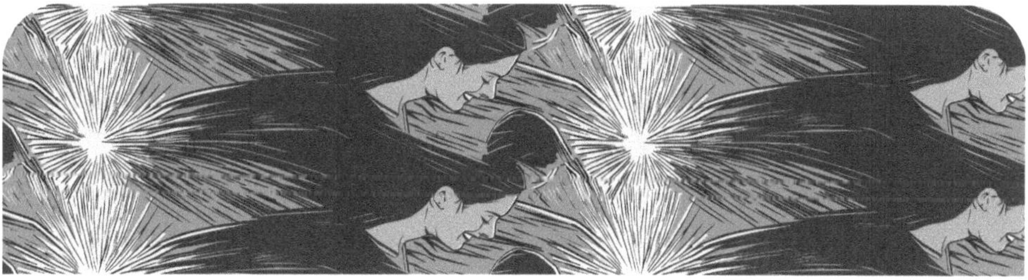

2. 3. Psyche

Die Schwangerschaft ist eine Zeit tiefgreifender Veränderungen - nicht nur körperlich, sondern besonders auch auf psychischer Ebene. Wie gehen werdende Mütter mit der emotionalen Achterbahnfahrt um? Welche Auswirkungen haben Gefühle und Ängste auf den Schwangerschaftsverlauf und die Entwicklung des Kindes? Und wie verändert sich die Beziehung zum Partner während dieser besonderen Zeit? Die psychische Gesundheit in der Schwangerschaft wurde lange unterschätzt. Aktuelle Forschung zeigt jedoch, dass das emotionale Wohlbefinden der werdenden Mutter eng mit dem Verlauf der Schwangerschaft und der späteren Entwicklung des Kindes verknüpft ist. Etwa jede fünfte Schwangere erlebt dabei psychische Belastungen, die über normale Anpassungsprozesse hinausgehen - ein Thema, das mehr Aufmerksamkeit verdient. Die folgenden Abschnitte beleuchten die verschiedenen psychischen Aspekte der Schwangerschaft und zeigen evidenzbasierte Wege auf, wie werdende Eltern diese intensive Zeit gut bewältigen können.

> *„Etwa 10 bis 20 Prozent der Frauen haben Schwierigkeiten, die emotionalen und psychologischen Veränderungen während der Schwangerschaft zu bewältigen."*

---

2. 3. 1. Gefühle

Die Zeit der Schwangerschaft ist geprägt von einem intensiven Wechselspiel verschiedener Emotionen [s103]. Diese emotionale Achterbahnfahrt ist völlig normal und wird hauptsächlich durch hormonelle Veränderungen ausgelöst [s104]. Viele werdende Mütter erleben ein breites Spektrum an Gefühlen - von überwältigender Freude bis hin zu tiefer Verunsicherung. Etwa 10 bis 20 Prozent der Frauen haben Schwierigkeiten, die emotionalen und psychologischen Veränderungen während der Schwangerschaft zu bewältigen [s105]. Dies zeigt sich besonders deutlich bei Hochrisikoschwangerschaften, wo Gefühle wie Schock, Angst, Frustration und Isolation häufig auftreten [s106]. Ein praktischer Ansatz ist hier, sich einem Geburtsvorbereitungskurs anzuschließen, wo der Austausch mit anderen werdenden Eltern in ähnlichen Situationen möglich ist [s107]. Besonders wichtig ist die Unterscheidung zwischen normalen Schwangerschaftsgefühlen und ernsthafteren psychischen Problemen [s104]. Wenn Traurigkeit, Ängste oder negative Gedanken das tägliche Leben beeinträchtigen, sollte unbedingt professionelle Hilfe in Anspruch genommen werden. Ein bewährter Selbsthilfe-Ansatz ist die Anwendung von Achtsamkeitstechniken: Nehmen Sie sich täglich Zeit für kurze Meditationsübungen oder entspannende Atemtechniken. Auch Musik kann sehr beruhigend wirken [s104]. Die emotionale Gesundheit während der Schwangerschaft hat weitreichende Auswirkungen. Studien zeigen, dass pränatale psychische Belastungen mit Schwangerschaftskomplikationen wie praeeklampsie oder Frühgeburten in Verbindung stehen können [s108]. Daher ist es essentiell, auf die eigenen Gefühle zu achten und sich bei Bedarf Unterstützung zu holen. Ein besonders sensibler Zeitraum ist die Phase nach der Geburt. Etwa 80 Prozent der Frauen erleben den sogenannten "Baby Blues" - vorübergehende emotionale Schwankungen in den ersten zwei Wochen nach der Entbindung [s109]. Halten diese Gefühle länger an, könnte eine postnatale Depression vorliegen, die mehr als jede zehnte Frau betrifft [s110]. Typische Anzeichen sind anhaltende Traurigkeit, ständige Müdigkeit und Schwierigkeiten bei der Versorgung des Babys.

Praktische Strategien für den Umgang mit schwierigen Gefühlen:
- Führen Sie ein Tagebuch über Ihre Emotionen
- Bleiben Sie körperlich aktiv, beispielsweise durch sanftes Schwangerschaftsyoga
- Pflegen Sie soziale Kontakte, auch wenn Sie sich manchmal zurückziehen möchten
- Strukturieren Sie Ihren Tag mit regelmäßigen Mahlzeiten und ausreichend Schlaf
- Sprechen Sie offen mit Ihrer Hebamme oder Ihrem Arzt über Ihre Gefühle [s107]

Besonders wichtig ist es zu verstehen, dass auch Partner emotional betroffen sein können [s109]. Eine offene Kommunikation in der Partnerschaft und gemeinsame Vorbereitungen auf das Leben mit dem Baby können hier sehr hilfreich sein. Die Forschung zeigt zudem, dass pränataler Stress Auswirkungen auf die Gehirnentwicklung des ungeborenen Kindes haben kann [s108]. Dies unterstreicht die Bedeutung einer guten emotionalen Unterstützung während der Schwangerschaft. Peer-Support-Programme haben sich hier als besonders wertvoll erwiesen, da sie Gefühle von Isolation reduzieren und das Selbstvertrauen stärken können [s111]. Vermeiden Sie unbedingt den Versuch, negative Gefühle mit Alkohol, Zigaretten oder anderen Substanzen zu bekämpfen [s107]. Stattdessen können Sie sich professionelle Unterstützung suchen - sei es durch Gespräche mit einer Hebamme, psychologische Beratung oder den Austausch in einer Selbsthilfegruppe.

Glossar

Baby Blues
Eine kurzzeitige, hormonell bedingte Stimmungsschwankung nach der Geburt. Unterscheidet sich von einer Depression durch die kürzere Dauer von maximal zwei Wochen und mildere Symptome.

Postnatale Depression
Eine ernsthafte psychische Erkrankung, die sich von einer normalen Wochenbettdepression unterscheidet. Kann mehrere Monate oder sogar Jahre andauern und benötigt meist professionelle therapeutische Behandlung.

2. 3. 2. Beziehung

Die Schwangerschaft stellt eine intensive Phase der Beziehungsentwicklung dar - sowohl zur Partnerschaft als auch zum ungeborenen Kind. Die Forschung zeigt, dass die Bindung zwischen Eltern und Fötus bereits während der Schwangerschaft beginnt und sich kontinuierlich entwickelt [s112]. Diese frühe Bindungsphase ist fundamental für das spätere Wohlbefinden von Eltern und Kind. Besonders wertvoll für den Aufbau einer emotionalen Verbindung zum ungeborenen Kind sind interaktive Ultraschalluntersuchungen. Sie ermöglichen es werdenden Eltern, ihr Baby konkret wahrzunehmen und Fragen zu stellen, was nachweislich positive Emotionen und eine tiefere Bindung fördert [s113]. Ein praktischer Tipp ist es, während der Untersuchung aktiv das Gespräch mit dem medizinischen Personal zu suchen und sich Notizen oder Bilder für ein "Baby-Tagebuch" zu machen. Die Qualität der Partnerbeziehung spielt eine zentrale Rolle während der Schwangerschaft. Interessanterweise zeigen Studien, dass ältere Mütter zwar von weniger Kontrolle in der Partnerschaft berichten, aber gleichzeitig eine höhere psychische Resilienz aufweisen [s114]. Für alle Paare ist es ratsam, regelmäßige "Beziehungszeiten" einzuplanen - beispielsweise gemeinsame Spaziergänge oder Entspannungsübungen. Besondere Aufmerksamkeit verdienen Frauen mit belastenden Kindheitserfahrungen. Emotionaler Missbrauch oder Vernachlässigung in der eigenen Kindheit können den Bindungsaufbau zum ungeborenen Kind erschweren [s115]. In solchen Fällen kann die Teilnahme an speziellen Achtsamkeitsprogrammen sehr hilfreich sein. Online-basierte pränatale Achtsamkeitskurse haben sich als effektiv erwiesen, um die emotionale Verfügbarkeit und die Mutter-Kind-Bindung zu stärken [s116]. Die Mutter-Kind-Beziehung entwickelt sich dynamisch und wird durch verschiedene Faktoren beeinflusst. Enger körperlicher Kontakt und regelmäßige nährende Aktivitäten sind dabei besonders wichtig [s117]. Praktische Ansätze hierfür sind sanfte Bauchmassagen während der Schwangerschaft oder das bewusste Ansprechen des Babys. Nach der Geburt können Techniken wie Babymassage die Bindung weiter fördern. Negative Erwartungen bezüglich der Beziehung zum Baby können sich langfristig auswirken. Studien belegen einen Zusammenhang zwischen frühen Bindungsschwierigkeiten und späteren sozialen sowie emotionalen Problemen bei Kleinkindern [s118]. Es ist daher wichtig, unrealistische Erwartungen frühzeitig zu erkennen und anzusprechen. Eine offene Kommunikation mit der Hebamme oder anderen Fachpersonen kann hier sehr unterstützend sein. Besondere Herausforderungen entstehen bei einer Frühgeburt, die einen kritischen Einschnitt in der Beziehungsentwicklung darstellt. Frauen mit wenig emotionaler Unterstützung und einer schwachen Bindung zum Kind zeigen hier ein erhöhtes Risiko für depressive Symptome [s119]. Die Einbindung in Selbsthilfegruppen für Eltern von Frühgeborenen kann in dieser Situation sehr hilfreich sein.

Die postnatale Phase kann die Partnerschaft stark belasten, insbesondere wenn eine postnatale_depression auftritt. Auch bei unterstützenden Partnern kann sich die Beziehungsqualität vorübergehend verschlechtern [s120]. Bewährte Strategien sind hier:
- Große Entscheidungen auf später verschieben
- Regelmäßige Auszeiten für beide Partner einplanen
- Professionelle Paarberatung in Anspruch nehmen
- Stressbewältigungstechniken gemeinsam erlernen und anwenden

Die Etablierung einer sicheren Bindung ist ein Prozess, der Zeit und Geduld erfordert. Positive frühe Interaktionen bilden dabei das Fundament für eine gesunde psychologische Entwicklung des Kindes [s112]. Ein praktischer Ansatz ist die bewusste Gestaltung von "Bindungszeiten" - beispielsweise durch tägliche Rituale wie gemeinsames Singen oder sanfte Berührungen.

Glossar

Fötus

Bezeichnung für das ungeborene Kind ab der 9. Schwangerschaftswoche bis zur Geburt, wenn alle wichtigen Organe angelegt sind

Resilienz

Die psychische Widerstandsfähigkeit eines Menschen, die es ermöglicht, Krisen und schwierige Lebenssituationen ohne anhaltende Beeinträchtigung zu überstehen

2. 3. 3. Ängste

Ängste während der Schwangerschaft sind ein häufiges und normales Phänomen, das viele werdende Mütter in unterschiedlicher Intensität erleben. Etwa 19% der Schwangeren berichten von klinisch signifikanten Angstwerten [s121], wobei die Häufigkeit je nach Land und Kontext variiert [s122]. Besonders charakteristisch ist die Angst um die Gesundheit des ungeborenen Kindes. Etwa 15% der Frauen entwickeln während der Schwangerschaft ausgeprägte Ängste oder Depressionen [s123]. Viele Betroffene scheuen sich davor, professionelle Hilfe in Anspruch zu nehmen - oft aus Scham oder Schuldgefühlen. Ein hilfreicher praktischer Ansatz ist hier das Führen eines "Angst-Tagebuchs", in dem Sorgen und auslösende Situationen dokumentiert werden. Dies kann helfen, Muster zu erkennen und gezielt gegenzusteuern. Forschungsergebnisse zeigen einen wichtigen Zusammenhang: Je stärker die Geburtsängste ausgeprägt sind, desto schwächer entwickelt sich häufig die Bindung zwischen Mutter und ungeborenem Kind [s124]. Um diesem Effekt entgegenzuwirken, können Schwangere beispielsweise täglich eine "Babytime" einplanen - eine ruhige Zeit des bewussten Kontakts mit dem Ungeborenen durch sanfte Bauchmassagen oder Gespräche. Besonders interessant ist die Erkenntnis, dass verschiedene Arten von Schwangerschaftsängsten unterschiedliche Auswirkungen haben können. Allgemeine pränatale Ängste und spezifische Geburtsängste zeigen den stärksten Zusammenhang mit einem schwierigen Säuglingstemperament in den ersten Wochen nach der Geburt [s125]. Eine frühe Erkennung und Behandlung von Ängsten ist daher besonders wichtig. Vorherige Schwangerschaftserfahrungen spielen eine zentrale Rolle: Frauen mit früheren komplikationslosen Geburten entwickeln tendenziell weniger Ängste, während negative Erfahrungen wie Fehlgeburten das Angstniveau in Folgeschwangerschaften erhöhen können [s126]. Ein bewährter Ansatz ist hier der Austausch in moderierten Gesprächsgruppen mit anderen Betroffenen. Positiv zu vermerken ist, dass Angstsymptome im Verlauf der Schwangerschaft häufig abnehmen [s127]. Faktoren wie ein niedriges Bildungsniveau oder negative Einstellungen zur bevorstehenden Geburt können jedoch das Risiko für anhaltende Ängste erhöhen. Eine praktische Strategie ist hier die frühzeitige Teilnahme an Geburtsvorbereitungskursen, die neben Informationen auch Entspannungstechniken vermitteln. Ein wichtiger Schutzfaktor ist das sogenannte Kohärenzgefühl - also das Gefühl von Verstehbarkeit, Handhabbarkeit und Sinnhaftigkeit der eigenen Situation. Je stärker dieses ausgeprägt ist, desto besser können Schwangere mit ihren Ängsten umgehen und eine positive Bindung zum Kind aufbauen [s124]. Förderlich sind hier regelmäßige Achtsamkeitsübungen und eine gute Tagesstruktur.

Konkrete Handlungsempfehlungen für den Umgang mit Schwangerschaftsängsten:
- Suchen Sie sich frühzeitig professionelle Unterstützung, wenn Ängste belastend werden
- Praktizieren Sie täglich Entspannungsübungen wie progressive Muskelentspannung
- Informieren Sie sich aus verlässlichen Quellen über Schwangerschaft und Geburt
- Tauschen Sie sich mit anderen Schwangeren aus, etwa in moderierten Gruppen
- Sprechen Sie offen mit Ihrer Hebamme oder Ihrem Arzt über Ihre Ängste
- Entwickeln Sie gemeinsam mit Ihrem Partner Strategien zur Angstbewältigung

Die Forschung zeigt deutlich: Schwangerschaftsängste sind ein wichtiger psychosozialer Risikofaktor, der stärker mit negativen Geburtsergebnissen verbunden sein kann als andere Stressformen [s126]. Eine achtsame Begleitung und frühzeitige Intervention sind daher essentiell für einen positiven Schwangerschaftsverlauf.

Kohärenzgefühl

Ein psychologisches Konzept, das beschreibt, wie Menschen ihre Welt als geordnet und sinnvoll wahrnehmen. Es setzt sich aus drei Komponenten zusammen: dem Gefühl der Überschaubarkeit von Ereignissen, der Überzeugung Herausforderungen meistern zu können und dem Glauben an einen tieferen Sinn im Leben.

pränatale

Bezeichnet alle Vorgänge und Entwicklungen, die vor der Geburt stattfinden. Der Begriff stammt aus dem Lateinischen 'prae' (vor) und 'natalis' (die Geburt betreffend).

Zusammenfassung - 2. 3. Psyche

- Etwa 10-20% der Frauen haben Schwierigkeiten mit den emotionalen Veränderungen während der Schwangerschaft.
- Pränataler Stress kann die Gehirnentwicklung des ungeborenen Kindes beeinflussen.
- 80% der Frauen erleben den "Baby Blues" in den ersten zwei Wochen nach der Entbindung.
- Ältere Mütter berichten von weniger Kontrolle in der Partnerschaft, zeigen aber höhere psychische Resilienz.
- 19% der Schwangeren weisen klinisch signifikante Angstwerte auf.
- Emotionaler Missbrauch in der eigenen Kindheit kann den Bindungsaufbau zum ungeborenen Kind erschweren.
- Online-basierte pränatale Achtsamkeitskurse stärken nachweislich die Mutter-Kind-Bindung.
- Je stärker die Geburtsängste, desto schwächer entwickelt sich oft die pränatale Mutter-Kind-Bindung.
- Pränatale Ängste korrelieren stark mit schwierigem Säuglingstemperament in den ersten Wochen.
- Das Kohärenzgefühl ist ein wichtiger Schutzfaktor gegen Schwangerschaftsängste.
- Schwangerschaftsängste sind stärker mit negativen Geburtsergebnissen verbunden als andere Stressformen.

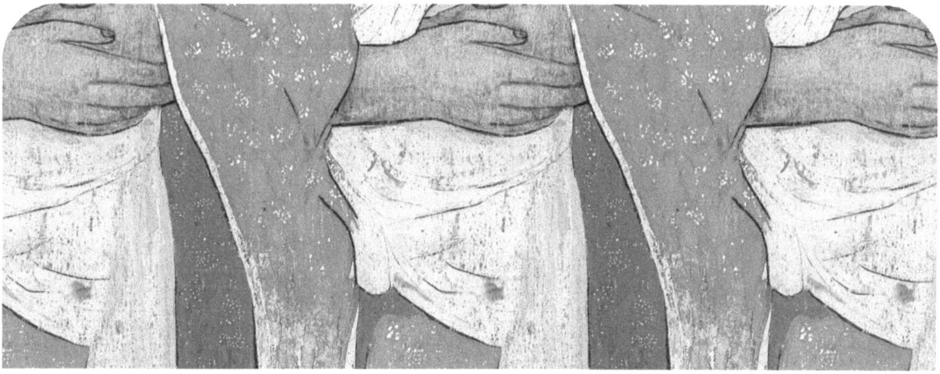

Rückblick - 2. Schwangerschaftszeit

- Die Hypophyse vergrößert sich während der Schwangerschaft um etwa 136%, der Prolaktinspiegel steigt auf das Zehnfache des normalen Wertes
- Eine frühe erste Schwangerschaft und mehrere Geburten können das spätere Brustkrebsrisiko senken
- Über 50% der Frauen beginnen ihre Schwangerschaft mit Übergewicht oder Adipositas
- Der Kalorienbedarf steigt von 1.800 im ersten auf 2.400 Kalorien im dritten Trimester
- Stillende Mütter benötigen etwa 500 zusätzliche Kalorien pro Tag
- Mindestens 150 Minuten moderate aerobe Aktivität pro Woche werden für gesunde Schwangere empfohlen
- Ab der 16. Schwangerschaftswoche sollten Übungen in Rückenlage vermieden werden
- 77% der schwangeren Frauen berichten von Schlafproblemen
- Das Restless-Legs-Syndrom betrifft bis zu einem Drittel der schwangeren Frauen
- 10-20% der Frauen haben Schwierigkeiten, die emotionalen Veränderungen während der Schwangerschaft zu bewältigen
- 80% der Frauen erleben den "Baby Blues" in den ersten zwei Wochen nach der Entbindung
- Ältere Mütter berichten von weniger Kontrolle in der Partnerschaft, zeigen aber eine höhere psychische Resilienz
- 19% der Schwangeren berichten von klinisch signifikanten Angstwerten
- Je stärker die Geburtsängste ausgeprägt sind, desto schwächer entwickelt sich häufig die Bindung zwischen Mutter und ungeborenem Kind
- Nach diesem Einblick in die körperlichen und emotionalen Veränderungen während der Schwangerschaft stellt sich die

spannende Frage: Wie kann man sich optimal auf den großen Moment der Geburt vorbereiten?

3. Geburtsvorbereitung

Die Geburtsvorbereitung ist ein vielschichtiger Prozess, der weit über das Packen der Kliniktasche hinausgeht. Wie können werdende Eltern die richtige Balance zwischen körperlicher und mentaler Vorbereitung finden? Welche Rolle spielen Atmung und Entspannungstechniken für einen selbstbestimmten Geburtsverlauf? Die Phase der Geburtsvorbereitung wirft häufig Fragen nach dem optimalen Zeitpunkt für bestimmte Vorbereitungen auf. Während einige Aspekte wie die Wahl der Geburtsklinik bereits im zweiten Trimester relevant werden, gewinnen andere wie das Erlernen von Atemtechniken erst gegen Ende der Schwangerschaft an Bedeutung. Aktuelle Studien zeigen, dass eine ganzheitliche Geburtsvorbereitung die Wahrscheinlichkeit für eine positive Geburtserfahrung deutlich erhöht. Dies umfasst sowohl praktische Aspekte wie regelmäßige körperliche Übungen als auch mentale Vorbereitung durch Meditation und den Aufbau von Vertrauen in die eigenen Fähigkeiten. Die folgenden Kapitel bieten einen systematischen Überblick über wesentliche Elemente der Geburtsvorbereitung - von evidenzbasierten Atemtechniken bis hin zu praktischen Checklisten. Dabei wird deutlich: Eine gut durchdachte Vorbereitung schafft nicht nur Sicherheit, sondern eröffnet auch Spielräume für individuelle Bedürfnisse während der Geburt.

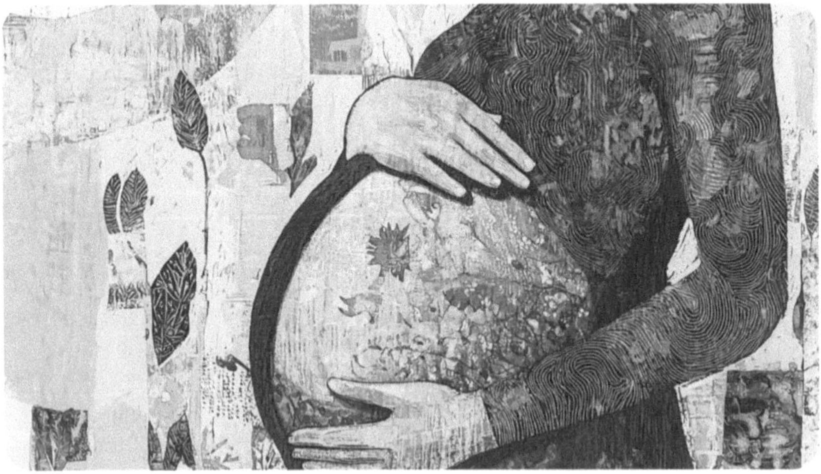

3. 1. Training

Wie bereitet man sich optimal auf die körperlichen und mentalen Herausforderungen der Geburt vor? Welche Techniken und Übungen sind wirklich effektiv und wissenschaftlich fundiert? Diese Fragen beschäftigen viele werdende Eltern während der Schwangerschaft. Ein gezieltes Training, das Atmung, körperliche Übungen und Entspannungstechniken kombiniert, kann nachweislich zu einer selbstbestimmteren und angenehmeren Geburtserfahrung beitragen. Studien zeigen, dass gut vorbereitete Frauen während der Geburt weniger Schmerzmittel benötigen und sich insgesamt zufriedener mit dem Geburtserlebnis zeigen. Die folgenden Abschnitte vermitteln evidenzbasierte Trainingsmethoden, die Sie Schritt für Schritt in Ihren Alltag integrieren können - vom ersten Schwangerschaftstrimester bis zum großen Tag der Geburt.

„Experten empfehlen mindestens 150 Minuten moderate aerobe Aktivität pro Woche während der Schwangerschaft.“

3. 1. 1. Atmung

Die richtige Atmung spielt während der Schwangerschaft und Geburt eine zentrale Rolle für das Wohlbefinden von Mutter und Kind. Bereits in der Schwangerschaft ist es wichtig, sich mit verschiedenen Atemtechniken vertraut zu machen, da diese später bei der Geburt von großer Bedeutung sind [s128]. Das Training der Atmung sollte idealerweise schon früh in der Schwangerschaft beginnen und regelmäßig durchgeführt werden, wobei 10-15 Minuten pro Übungseinheit als effektiv gelten [s129]. Eine grundlegende Technik ist die Bauchatmung, bei der beim Einatmen der Bauch sich nach außen wölbt und beim Ausatmen wieder entspannt nach innen sinkt [s130]. Diese Technik können Sie im Alltag üben, zum Beispiel beim Liegen auf der Couch: Legen Sie eine Hand auf den Bauch und spüren Sie die Bewegung. Die Bauchatmung kann sowohl zwischen als auch während der Wehen angewendet werden. Besonders wichtig ist die Koordination der Zwerchfellatmung mit der Beckenbodenmuskulatur [s131]. Dabei atmen Sie aus, während Sie den Beckenboden anspannen, und beim Einatmen lassen Sie den Beckenboden los. Diese Koordination können Sie beispielsweise im Vierfüßlerstand üben: Atmen Sie aus und ziehen Sie dabei den Beckenboden nach innen-oben, beim Einatmen lassen Sie bewusst los. Für die Geburt selbst ist das rhythmische Atmen von besonderer Bedeutung [s130]. Eine bewährte Technik besteht aus einem tiefen Einatmen, gefolgt von zwei kurzen Ausatmungen und einem längeren Ausatmen. Stellen Sie sich vor, Sie würden eine Kerze ausblasen - erst zwei kleine Püster, dann ein langer. Diese Technik hilft nachweislich, die Schmerzwahrnehmung während der Wehen zu reduzieren [s132]. Eine doula kann bei der Entwicklung und Anwendung individueller Atemtechniken sehr hilfreich sein [s133]. Sie begleitet die werdende Mutter bereits vor der Geburt und kann die Atemtechniken an die persönlichen Bedürfnisse anpassen. Studien zeigen, dass die Unterstützung durch eine Doula zu einer durchschnittlichen Verkürzung der Wehendauer um 41 Minuten führen kann [s133]. Die Atmung steht in enger Verbindung mit der Beckenbodenmuskulatur und dem transversalen Bauchmuskel [s131]. Ein gezieltes Training dieser Muskelgruppen in Kombination mit der richtigen Atmung ist besonders effektiv. Üben Sie zum Beispiel im Sitzen: Atmen Sie tief ein und stellen Sie sich vor, wie sich Ihr Beckenboden wie ein Aufzug nach unten senkt. Beim Ausatmen fahren Sie den "Aufzug" wieder nach oben. Während der zweiten Geburtsphase kann gezieltes Atmungstraining die Geburtsdauer verkürzen und die Schmerzwahrnehmung deutlich reduzieren [s132]. Das tiefe Ein- und Ausatmen während der Wehen hat sich als besonders effektiv erwiesen. Stellen Sie sich vor, Sie würden durch einen Strohhalm ein- und ausatmen - langsam und kontrolliert. Die Atemtechniken sollten auch nach der Geburt weiter praktiziert werden, da sie die postpartale Rehabilitation unterstützen [s131]. Besonders in der frühen Phase nach der Geburt helfen gezielte Atemübungen bei der Regeneration der Beckenbodenmuskulatur. Ein weiterer wichtiger Aspekt ist die Verbindung zwischen Atmung und Entspannung [s134]. Regelmäßige Atemübungen fördern nicht nur die Durchblutung des Beckens, sondern stärken auch die emotionale Bindung zum ungeborenen Kind. Nehmen Sie sich täglich Zeit für bewusstes Atmen: Setzen Sie sich bequem hin, schließen Sie die Augen und konzentrieren Sie sich für einige Minuten nur auf Ihren Atem. Es ist ratsam, verschiedene Atemtechniken zu erlernen und zu üben [s130], da Sie während der Geburt je nach Intensität der Wehen zwischen verschiedenen Techniken wechseln können. Experimentieren Sie mit den verschiedenen Methoden und finden Sie heraus, welche Ihnen am besten liegt.

3. 1. 2. Übungen

Regelmäßige körperliche Übungen während der Schwangerschaft sind von zentraler Bedeutung für eine gesunde Schwangerschaft und Geburtsvorbereitung. Experten empfehlen mindestens 150 Minuten moderate aerobe Aktivität pro Woche [s135]. Dies kann bereits durch tägliche 30-minütige Spaziergänge erreicht werden [s136]. Besonders effektiv sind geburtsvorbereitende Kniebeugen, die nicht nur Beine und Gesäß stärken, sondern auch die natürliche Ausrichtung des Geburtskanals unterstützen [s137]. Eine sichere Variante ist das "Wandgleiten": Stellen Sie sich mit dem Rücken an eine Wand, die Füße etwa hüftbreit auseinander und gleiten Sie langsam an der Wand herunter, als würden Sie sich auf einen unsichtbaren Stuhl setzen. Halten Sie die Position kurz und kommen Sie langsam wieder hoch [s138]. Die Schmetterlingsdehnung ist eine weitere wichtige Übung, die speziell die Beckenmuskulatur anspricht. Setzen Sie sich dafür aufrecht hin, bringen Sie die Fußsohlen zusammen und lassen Sie die Knie nach außen sinken. Diese Position stärkt und dehnt gleichzeitig Rücken, Oberschenkel und Beckenmuskulatur [s138]. Schwimmen hat sich als besonders geeignete Sportart während der Schwangerschaft erwiesen, da das Wasser das zusätzliche Körpergewicht optimal unterstützt [s136]. Auch Wassergymnastik, Yoga und Pilates sind empfehlenswerte Aktivitäten [s139]. Bei allen Übungen gilt: Hören Sie auf Ihren Körper und vermeiden Sie Überlastung. Ein strukturiertes Pränatalprogramm sollte sowohl nicht-aerobe als auch aerobe Übungen beinhalten [s140]. Die Kombination verschiedener Übungsformen hat sich als besonders effektiv erwiesen, um schwangerschaftstypische Beschwerden wie Rückenschmerzen oder Inkontinenz zu reduzieren [s135]. Der "Stehende Schwan" ist eine fortgeschrittene Übung, die Kraft, Ausdauer und Mobilität verbindet. Dabei stehen Sie aufrecht, heben ein Bein nach hinten an und neigen den Oberkörper nach vorne - ähnlich einer Waage. Diese Übung ist besonders wertvoll, da sie die umgekehrte Atemtechnik trainiert, die während der Geburt zum Einsatz kommt [s137]. Wichtig ist, bestimmte Aktivitäten zu vermeiden: Nach der 16. Schwangerschaftswoche sollten Sie nicht mehr flach auf dem Rücken liegen [s136]. Kontaktsportarten und Aktivitäten mit erhöhtem Sturzrisiko wie Reiten oder Skifahren sind ebenfalls tabu [s136]. Traditionelle Bauchübungen wie Sit-ups sollten aufgrund des Risikos einer abdominalen Trennung vermieden werden [s139]. Die regelmäßige körperliche Aktivität während der Schwangerschaft bietet zahlreiche Vorteile: Sie reduziert das Risiko für Kaiserschnitte und Gestationsdiabetes, verbessert die Stimmung, reduziert Stress und Angstzustände und kann sogar die Schlafqualität verbessern [s135]. Je aktiver und fitter Sie während der Schwangerschaft sind, desto besser können Sie sich an die körperlichen Veränderungen anpassen [s136]. Brechen Sie das Training sofort ab bei Symptomen wie Kopfschmerzen, Schwindel, Herzklopfen, Brustschmerzen, ungewöhnlichen Schwellungen oder vaginalen Blutungen [s139]. Bei heißem Wetter sollten anstrengende Übungen vermieden und auf ausreichende Flüssigkeitszufuhr geachtet werden [s136]. Wenn Sie an organisierten Übungskursen teilnehmen, stellen Sie sicher, dass die Kursleitung über Ihre Schwangerschaft informiert und entsprechend qualifiziert ist [s136]. Ein ganzheitliches Vorbereitungsprogramm sollte neben den körperlichen Übungen auch Bildungskomponenten enthalten [s141], die Ihnen helfen, die Übungen sicher und effektiv in Ihren Alltag zu integrieren.

3. 1. 3. Entspannung

Entspannungstechniken sind während der Schwangerschaft und Geburt von zentraler Bedeutung für das physische und psychische Wohlbefinden. Sie helfen nachweislich dabei, Spannungen und Ängste zu reduzieren und können als ergänzende Therapien eingesetzt werden [s142]. Besonders effektiv ist die Kombination verschiedener Methoden, da unterschiedliche Techniken für verschiedene Personen unterschiedlich gut funktionieren können. Die Progressive Muskelentspannung ist eine bewährte Methode, die Sie im Stehen, Sitzen oder Liegen durchführen können [s143]. Machen Sie es sich dafür bequem und lockern Sie enge Kleidung. Spannen Sie nacheinander verschiedene Muskelgruppen für einige Sekunden an und lassen Sie dann bewusst los. Beginnen Sie beispielsweise bei den Füßen und arbeiten Sie sich nach oben: Zehen anspannen - loslassen, Waden anspannen - loslassen, etc. Visualisierungsübungen oder "Geführte Bilder" sind eine weitere effektive Technik [s142]. Stellen Sie sich dabei einen beruhigenden Ort vor - vielleicht einen Strand oder einen ruhigen Wald. Nehmen Sie alle Sinneseindrücke wahr: Was sehen, hören, riechen und spüren Sie? Diese Technik ist besonders hilfreich, um störende Gedanken auszublenden und sich zu fokussieren. Hypnobirthing kombiniert Hypnose, Entspannung und Atemtechniken [s144]. Diese Methode hilft, während der Geburt ruhig und fokussiert zu bleiben. Ein praktischer Tipp: Üben Sie regelmäßig positive Affirmationen wie "Ich vertraue meinem Körper" oder "Jede Wehe bringt mich näher zu meinem Baby". Hydrotherapie hat sich als sehr wirksam erwiesen [s145]. Ein warmes Bad oder die Nutzung eines Geburtsbeckens kann Druck und Schmerzen deutlich reduzieren. Die Wassertemperatur sollte dabei körperwarm sein. Experimentieren Sie bereits in der Schwangerschaft mit verschiedenen Wassertiefen und Positionen. Massage spielt eine wichtige Rolle bei der Entspannung [s144]. Partner können lernen, wie sie durch Rücken-, Druckpunkt- oder Fußmassagen Stress und Schmerzen lindern können. Eine sanfte Effleurage - leichte, rhythmische Streichbewegungen des Bauches - kann besonders wohltuend sein [s145].

Akupressur bietet eine weitere Möglichkeit der natürlichen Schmerzlinderung [s144]. Bestimmte Druckpunkte, wie zum Beispiel zwischen Daumen und Zeigefinger oder am unteren Rücken, können die Intensität der Wehen reduzieren. Lassen Sie sich von einer Fachperson die wichtigsten Punkte zeigen. Die ACOG empfiehlt ausdrücklich die Nutzung von Stressmanagement-Diensten während der Schwangerschaft [s146]. Studien zeigen, dass Frauen mit hohem Stresslevel oft zu wenig Entspannungstechniken praktizieren. Planen Sie daher fest Zeit für Entspannungsübungen ein, idealerweise täglich zur gleichen Zeit. Aromatherapie kann unterstützend eingesetzt werden [s145]. Lavendel, Bergamotte oder Ylang-Ylang haben eine beruhigende Wirkung. Testen Sie verschiedene Düfte bereits in der Schwangerschaft, um herauszufinden, welche Ihnen gut tun. Verwenden Sie nur hochwertige, für Schwangere geeignete ätherische Öle. Oberflächliche Wärme- und Kälteanwendungen können sehr effektiv sein [s145]. Ein Kirschkernkissen im Nacken oder ein kühlender Waschlappen auf der Stirn können Entspannung bringen. Experimentieren Sie mit verschiedenen Temperaturen und Anwendungsorten. Die Kombination von Atem- und Entspannungstechniken mit aufrechten Positionen hat sich als besonders wirksam erwiesen [s147]. Üben Sie beispielsweise im Stehen oder Sitzen, tief durch die Nase einzuatmen und langsam durch den Mund auszuatmen, während Sie bewusst den ganzen Körper entspannen. Fokussierung und Ablenkung sind wichtige Strategien [s145]. Konzentrieren Sie sich auf einen festen Punkt im Raum oder auf ein beruhigendes Bild. Auch Musik kann sehr hilfreich sein - erstellen Sie sich eine entspannende Playlist für die Geburt.

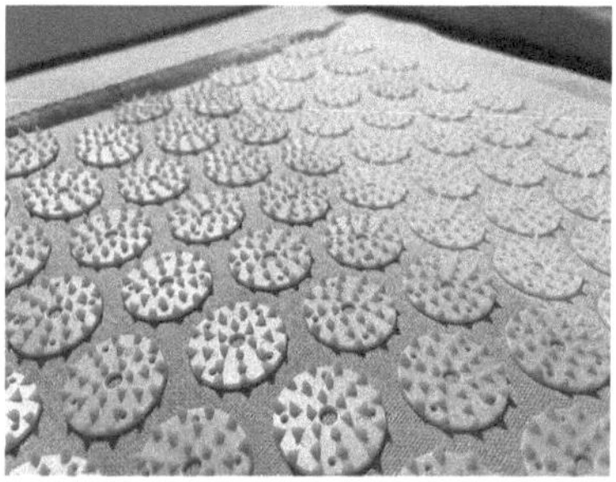

Akupressur [i11]

Glossar

Effleurage

Eine aus der französischen Massage stammende Technik, bei der mit den Handflächen sanft und gleichmäßig über die Haut gestrichen wird. Die Bewegungen erfolgen dabei immer in Richtung des Herzens.

Hydrotherapie

Eine der ältesten Heilmethoden der Menschheit, bei der Wasser in verschiedenen Temperaturen und Anwendungsformen zur Behandlung und Linderung von Beschwerden eingesetzt wird.

Hypnobirthing

Eine in den 1980er Jahren von Marie Mongan entwickelte Geburtsmethode, die auf den Prinzipien der natürlichen Geburt nach Dr. Grantly Dick-Read basiert und mentale Übungen mit Entspannungstechniken verbindet.

Zusammenfassung - 3. 1. Training

- Die Atmung sollte bereits früh in der Schwangerschaft mit 10-15 Minuten pro Übungseinheit trainiert werden
- Die Unterstützung durch eine Doula kann die Wehendauer durchschnittlich um 41 Minuten verkürzen
- Experten empfehlen mindestens 150 Minuten moderate aerobe Aktivität pro Woche während der Schwangerschaft
- Nach der 16. Schwangerschaftswoche sollte nicht mehr flach auf dem Rücken gelegen werden
- Regelmäßige körperliche Aktivität reduziert nachweislich das Risiko für Kaiserschnitte und Gestationsdiabetes
- Die Progressive Muskelentspannung kann im Stehen, Sitzen oder Liegen durchgeführt werden
- Hypnobirthing kombiniert Hypnose, Entspannung und spezielle Atemtechniken
- Akupressur an bestimmten Druckpunkten zwischen Daumen und Zeigefinger oder am unteren Rücken kann die Wehenintensität reduzieren
- Die Kombination von Atem- und Entspannungstechniken mit aufrechten Positionen hat sich als besonders effektiv erwiesen
- Ein strukturiertes Pränatalprogramm sollte sowohl nicht-aerobe als auch aerobe Übungen beinhalten

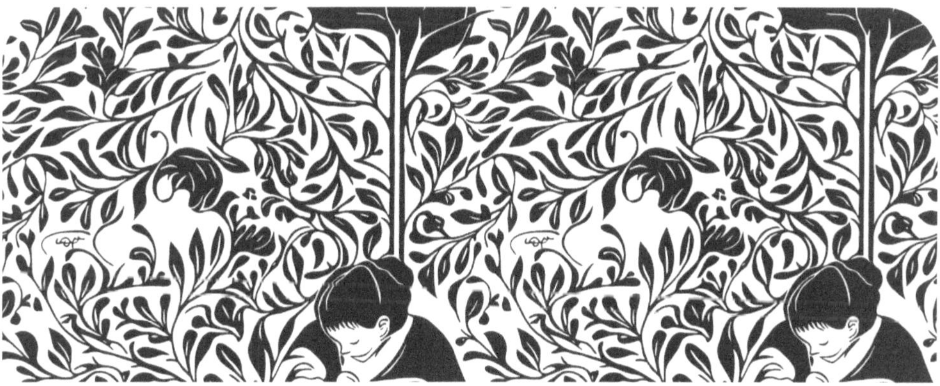

3. 2. Mentales

Die mentale Vorbereitung auf die Geburt ist ein oft unterschätzter, aber entscheidender Aspekt der Schwangerschaft. Wie können werdende Eltern innere Stärke aufbauen und gleichzeitig mit den vielfältigen emotionalen Herausforderungen dieser besonderen Zeit umgehen? Welche konkreten Techniken haben sich als besonders wirksam erwiesen, um Ängste zu reduzieren und Selbstvertrauen aufzubauen? Wissenschaftliche Studien belegen, dass die psychische Verfassung während der Schwangerschaft nicht nur das Wohlbefinden der werdenden Mutter beeinflusst, sondern sich auch direkt auf den Geburtsverlauf und die Zeit danach auswirkt. Eine bewusste mentale Vorbereitung kann dabei helfen, die eigenen Ressourcen zu stärken und eine positive Grundhaltung zu entwickeln. Die folgenden Abschnitte zeigen evidenzbasierte Methoden und praktische Übungen, mit denen Sie Ihre mentale Stärke systematisch aufbauen können - vom gezielten Einsatz von Meditation über die Entwicklung von Vertrauen bis hin zu effektiven Fokussierungstechniken.

> *„Regelmäßige Achtsamkeitsmeditation während der Schwangerschaft führt zu einer deutlichen Reduzierung von Stress- und Angstwerten und verbessert die Schlafqualität.“*

---

3. 2. 1. Meditation

Meditation und Achtsamkeit haben sich als wertvolle Werkzeuge während der Schwangerschaft und Geburtsvorbereitung erwiesen. Wissenschaftliche Studien belegen, dass Stress und Angst in der Schwangerschaft nicht nur das Wohlbefinden der werdenden Mutter beeinträchtigen, sondern auch zu Frühgeburten und niedrigem Geburtsgewicht führen können [s148]. Hier setzt die achtsamkeitsbasierte Stressreduktion an, die speziell für schwangere Frauen entwickelt wurde. Das Programm umfasst typischerweise neun wöchentliche Sitzungen [s149], in denen verschiedene Meditationstechniken vermittelt werden. Eine besonders effektive Übung ist die bewusste Bauchatmung: Legen Sie sich dazu bequem hin oder setzen Sie sich aufrecht hin. Legen Sie eine Hand auf Ihren Bauch und atmen Sie bewusst in den Bauchraum. Spüren Sie, wie sich Ihr Bauch bei der Einatmung hebt und bei der Ausatmung senkt. Diese einfache Technik aktiviert das Zwerchfell und kann nachweislich die Stressreaktion im Körper reduzieren [s150]. Ein weiterer wichtiger Bestandteil des Programms ist der Body Scan, bei dem die Aufmerksamkeit systematisch durch den Körper geführt wird [s151]. Diese Übung können Sie täglich für 10-15 Minuten durchführen: Beginnen Sie bei den Füßen und wandern Sie mit Ihrer Aufmerksamkeit langsam nach oben, während Sie jeden Körperteil bewusst wahrnehmen und eventuelle Spannungen loslassen. Diese Praxis fördert nicht nur die Entspannung, sondern verstärkt auch die Verbindung zum eigenen Körper und zum heranwachsenden Baby. Studien zeigen, dass regelmäßige Achtsamkeitsmeditation während der Schwangerschaft zu einer signifikanten Reduzierung von Stress- und Angstwerten führt und die Schlafqualität verbessert [s148]. Besonders wertvoll ist dabei die Entwicklung einer akzeptierenden Haltung gegenüber den körperlichen und emotionalen Veränderungen [s152]. Um diese Haltung zu kultivieren, können Sie sich täglich 5-10 Minuten Zeit nehmen, um sich auf Ihren Atem zu konzentrieren und aufkommende Gedanken und Gefühle ohne Bewertung zu beobachten. Das angepasste Programm berücksichtigt die besonderen Bedürfnisse schwangerer Frauen durch kürzere Meditationseinheiten und die Möglichkeit zur Online-Teilnahme [s149]. Eine typische Übung könnte so aussehen: Setzen Sie sich bequem hin, schließen Sie die Augen und konzentrieren Sie sich für einige Minuten auf Ihren Atem. Nehmen Sie dann bewusst Kontakt zu Ihrem Baby auf, indem Sie eine Hand auf Ihren Bauch legen und liebevolle Gedanken aussenden.

Diese Praxis stärkt nicht nur die Mutter-Kind-Bindung, sondern fördert auch die emotionale Regulation [s152]. Besonders wertvoll ist die Meditation auch in der Geburtsvorbereitung. Das spezielle Achtsamkeitstraining für Geburt und Schmerz erhöht nachweislich die Selbstwirksamkeit der werdenden Mütter [s151]. Eine hilfreiche Übung ist das bewusste Wahrnehmen von Körperempfindungen, kombiniert mit beruhigenden Atemtechniken. Diese Fähigkeiten können während der Wehen aktiv eingesetzt werden. Die positiven Auswirkungen der Meditation erstrecken sich auch auf die Zeit nach der Geburt. Studien belegen eine Reduzierung postpartaler Depressionssymptome bei Frauen, die während der Schwangerschaft regelmäßig meditierten [s153]. Das Programm zielt darauf ab, die internen Ressourcen der Frauen zu stärken und sie auf die Herausforderungen der Elternschaft vorzubereiten [s149]. Für psychosozial vulnerable schwangere Frauen wurde das Programm speziell angepasst [s154]. Es bietet einen sicheren Rahmen, um Ängste und Sorgen zu adressieren und gleichzeitig praktische Bewältigungsstrategien zu entwickeln. Die Kombination aus angeleiteter Meditation, Gruppenaustausch und täglichen Übungen für zu Hause hat sich als besonders effektiv erwiesen.

Glossar

Body Scan

Eine systematische Entspannungsmethode aus der Achtsamkeitspraxis, bei der man mental durch alle Körperregionen wandert. Ursprünglich entwickelt von Jon Kabat-Zinn als Teil des MBSR-Programms (Mindfulness-Based Stress Reduction).

postpartal

Medizinischer Fachbegriff für die Zeit nach der Geburt eines Kindes, auch als postnatale Phase bekannt. Umfasst üblicherweise die ersten sechs bis acht Wochen nach der Entbindung.

Selbstwirksamkeit

Die Überzeugung einer Person, auch schwierige Situationen aus eigener Kraft erfolgreich bewältigen zu können. Ein von Albert Bandura geprägter Begriff aus der Psychologie.

3. 2. 2. Vertrauen

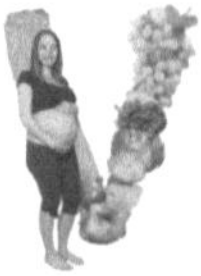

Vertrauen spielt eine zentrale Rolle während der Schwangerschaft und Geburt - sowohl das Vertrauen in sich selbst als auch in die begleitenden Personen und medizinischen Fachkräfte. Wissenschaftliche Studien zeigen, dass ein gestärktes Selbstvertrauen und eine vertrauensvolle Beziehung zum Gesundheitspersonal zu deutlich positiveren Geburtserlebnissen führen [s155]. Eine wichtige Grundlage für Vertrauen ist eine umfassende Vorbereitung. Diese sollte sowohl den normalen Geburtsverlauf als auch mögliche Komplikationen berücksichtigen [s156]. Ein praktischer Ansatz ist hier das Erstellen eines persönlichen Geburtsplans: Nehmen Sie sich Zeit, Ihre Wünsche und Vorstellungen aufzuschreiben und besprechen Sie diese mit Ihrer Hebamme oder Ihrem Arzt. Dies schafft Klarheit und stärkt das gegenseitige Verständnis. Die Kommunikation mit dem medizinischen Personal spielt eine Schlüsselrolle. Ein offener und respektvoller Dialog kann Ängste reduzieren und das Vertrauen in die Gesundheitsversorgung stärken [s157]. Konkret bedeutet das: Stellen Sie Fragen, äußern Sie Bedenken und bitten Sie um Erklärungen, wenn Sie etwas nicht verstehen. Viele Kliniken bieten auch Kreißsaalführungen an - nutzen Sie diese Möglichkeit, um das Personal und die Umgebung kennenzulernen. Besonders effektiv für den Aufbau von Selbstvertrauen sind spezielle Geburtvorbereitungsmethoden wie hypnobirthing [s158]. Diese Technik vermittelt nicht nur praktische Entspannungsübungen, sondern fördert auch eine positive Grundeinstellung zur Geburt. Eine einfache Übung für zu Hause: Visualisieren Sie täglich für 10 Minuten eine friedliche, selbstbestimmte Geburt und verbinden Sie diese Vorstellung mit einem beruhigenden Atemanker. Auch die werdenden Väter benötigen Unterstützung beim Aufbau von Vertrauen in ihre neue Rolle [s159]. Partner können aktiv einbezogen werden, indem sie beispielsweise an Geburtsvorbereitungskursen teilnehmen und eigene Strategien entwickeln, wie sie während der Geburt unterstützend wirken können. Ein praktischer Tipp: Üben Sie gemeinsam Massage- und Atemtechniken und besprechen Sie, welche Form der Unterstützung sich die Gebärende wünscht. Die Entwicklung von Vertrauen ist ein Prozess, der Zeit und Übung braucht. Studien belegen, dass Frauen, die gut vorbereitet sind und Vertrauen in ihre Fähigkeiten entwickelt haben, nicht nur die aktuelle Geburt positiver erleben, sondern auch zukünftigen Schwangerschaften zuversichtlicher entgegensehen [s155]. Eine bewährte Methode ist das Führen eines "Vertrauenstagebuchs": Notieren Sie täglich positive Erfahrungen und Erfolgsmomente im Umgang mit den Herausforderungen der Schwangerschaft. Negative Geburtserfahrungen können das Vertrauen nachhaltig erschüttern [s157]. Umso wichtiger ist es, sich bereits während der Schwangerschaft ein unterstützendes Netzwerk aufzubauen. Suchen Sie sich eine Hebamme oder doula, zu der Sie Vertrauen haben, und informieren Sie sich über verschiedene Geburtsorte und deren Philosophien. Ein Geburtsort, der Ihre Wünsche und Bedürfnisse respektiert, kann maßgeblich zu einem vertrauensvollen Geburtserlebnis beitragen. Die Stärkung des Selbstvertrauens durch Ermutigung und Bildung ist nachweislich ein Schlüsselfaktor für eine positive Geburtserfahrung [s155]. Praktische Übungen wie das regelmäßige Aussprechen von Affirmationen können dabei helfen: "Ich vertraue meinem Körper", "Ich bin stark und fähig" sind Beispiele für kraftvolle Selbstbestärkungen, die täglich wiederholt werden können.

3. 2. 3. Fokus

Die Fähigkeit, den Fokus bewusst zu lenken und aufrechtzuerhalten, ist während der Schwangerschaft und Geburt von besonderer Bedeutung. Wissenschaftliche Studien zeigen, dass die Selbstrepräsentation und das Gefühl der Kontrolle über die eigenen Handlungen während der Schwangerschaft erheblich schwanken können [s160]. Umso wichtiger ist es, Techniken zu entwickeln, die dabei helfen, die Aufmerksamkeit gezielt zu steuern. Eine bewährte Methode ist das regelmäßige Üben von Fokusübungen im Alltag. Beginnen Sie beispielsweise damit, sich bei alltäglichen Tätigkeiten wie dem Zähneputzen oder Treppensteigen vollständig auf die jeweilige Aktivität zu konzentrieren. Diese scheinbar einfachen Übungen trainieren die Fähigkeit, im gegenwärtigen Moment zu bleiben - eine Kompetenz, die während der Geburt besonders wertvoll ist [s161]. Die emotionale Komponente spielt beim Fokussieren eine zentrale Rolle. Emotion-focused Ansätze haben gezeigt, dass emotionale Schemata die Geburtserfahrungen maßgeblich beeinflussen [s162]. Eine praktische Übung hierzu: Nehmen Sie sich täglich 10 Minuten Zeit, um aufkommende Gefühle bewusst wahrzunehmen, ohne sie zu bewerten. Notieren Sie diese in einem Emotionstagebuch und beobachten Sie, wie sich Ihre emotionale Bewusstheit entwickelt. Körperliche Aspekte unterstützen die Fokussierung wesentlich. Eine ausgewogene Ernährung und ausreichende Flüssigkeitszufuhr bilden die Grundlage für mentale Klarheit und Konzentrationsfähigkeit [s163]. Entwickeln Sie ein Ritual für Ihre Mahlzeiten: Essen Sie bewusst und ohne Ablenkung, nehmen Sie jeden Bissen achtsam wahr. Diese Form des "mindful eating" stärkt nicht nur die Fokussierung, sondern verbessert auch die Nährstoffaufnahme. Schwangerschaftsbezogene Ängste können den Fokus erheblich beeinträchtigen [s164]. Ein effektiver Ansatz ist die gezielte Aufmerksamkeitslenkung auf positive Aspekte. Erstellen Sie eine "Fokus-Schatzkiste": Sammeln Sie darin Gegenstände, Bilder oder Notizen, die Sie an Ihre Stärken und Ressourcen erinnern. In schwierigen Momenten können Sie sich dieser Anker bedienen. Die Integration von Bewegung unterstützt die Fokussierung zusätzlich [s163]. Entwickeln Sie eine tägliche Bewegungsroutine, bei der Sie sich ganz auf Ihren Körper konzentrieren. Dies könnte ein sanfter Spaziergang sein, bei dem Sie bewusst jeden Schritt wahrnehmen, oder gezielte Schwangerschaftsyoga-Übungen, die Körper und Geist verbinden. Studien belegen, dass regelmäßiges Achtsamkeitstraining zu einer Verbesserung der Stimmung und Reduktion von Schwangerschaftsängsten führt [s165]. Eine praktische Fokusübung für den Alltag: Wählen Sie einen "Fokus-Anker" - dies könnte ein bestimmter Gegenstand in Ihrer Wohnung sein. Jedes Mal, wenn Ihr Blick darauf fällt, nehmen Sie drei bewusste Atemzüge und kehren in den gegenwärtigen Moment zurück. Postpartale Beratung hat gezeigt, dass die Stärkung des Vertrauens in die eigenen Fähigkeiten eng mit der Fähigkeit zur Fokussierung verbunden ist [s166]. Entwickeln Sie bereits während der Schwangerschaft ein "Fokus-Mantra" - einen kurzen, bekräftigenden Satz, den Sie in herausfordernden Situationen innerlich wiederholen können. Die erste Schwangerschaft ist oft mit einem verstärkten Körperbewusstsein verbunden [s160]. Nutzen Sie diese natürliche Sensibilisierung für gezielte Körperfokusübungen: Scannen Sie mehrmals täglich Ihren Körper von den Füßen bis zum Kopf und nehmen Sie bewusst wahr, wie sich verschiedene Körperregionen anfühlen. Diese Übung schärft nicht nur Ihre Körperwahrnehmung, sondern trainiert auch Ihre Konzentrationsfähigkeit.

Glossar

Emotion-focused

Ein therapeutischer Ansatz, der die Bedeutung und Verarbeitung von Emotionen in den Mittelpunkt stellt. Die Methode hilft dabei, Gefühle besser zu verstehen und zu regulieren.

mindful eating

Eine Ernährungspraxis aus der Achtsamkeitslehre, bei der man sich vollständig auf den Prozess des Essens konzentriert - vom Aussehen über den Geruch bis zum Geschmack der Nahrung.

Zusammenfassung - 3. 2. Mentales

- Achtsamkeitsbasierte Stressreduktion für Schwangere umfasst typischerweise neun wöchentliche Sitzungen.
- Regelmäßige Meditation während der Schwangerschaft führt nachweislich zu einer signifikanten Reduzierung von Stresswerten und verbessert die Schlafqualität.
- Spezielle Achtsamkeitstrainings für Geburt und Schmerz erhöhen die Selbstwirksamkeit werdender Mütter.
- Meditation reduziert nachweislich postpartale Depressionssymptome.
- Eine vertrauensvolle Beziehung zum Gesundheitspersonal führt zu deutlich positiveren Geburtserlebnissen.
- Hypnobirthing-Techniken fördern nicht nur Entspannung, sondern auch eine positive Grundeinstellung zur Geburt.
- Die Selbstrepräsentation und Kontrolle über eigene Handlungen schwanken während der Schwangerschaft erheblich.
- Emotion-focused Ansätze zeigen, dass emotionale Schemata die Geburtserfahrungen maßgeblich beeinflussen.
- Schwangerschaftsbezogene Ängste können den mentalen Fokus erheblich beeinträchtigen.
- Die erste Schwangerschaft geht mit einem verstärkten Körperbewusstsein einher, das für gezielte Fokusübungen genutzt werden kann.

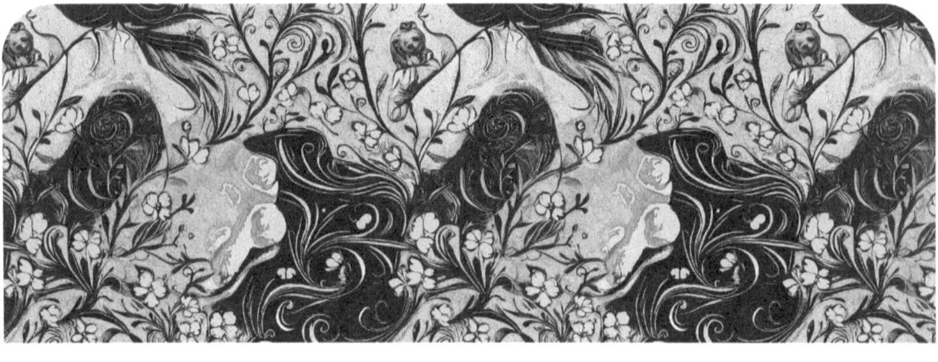

3. 3. Organisation

Die Geburt eines Kindes ist ein einschneidendes Ereignis, das sorgfältige Vorbereitung erfordert. Wie plant man die letzten Wochen vor der Entbindung am besten? Was gehört in die Kliniktasche, und nach welchen Kriterien wählt man das passende Krankenhaus aus? Wann ist der richtige Zeitpunkt, sich mit dem konkreten Ablauf der Geburt zu beschäftigen? Eine durchdachte Organisation nimmt nicht nur Stress aus der Situation, sondern ermöglicht es werdenden Eltern auch, sich voll und ganz auf die bevorstehende Geburt zu konzentrieren. Die folgenden Abschnitte bieten eine strukturierte Übersicht der wichtigsten organisatorischen Aspekte und helfen dabei, nichts Wesentliches zu übersehen.

„Experten empfehlen, die Kliniktasche zwischen der 28. und 36. Schwangerschaftswoche zu packen, da Babys auch früher als zum errechneten Termin zur Welt kommen können."

3. 3. 1. Packliste

Eine gut vorbereitete Kliniktasche ist ein wichtiger Baustein für eine entspannte Geburt. Experten empfehlen, die Tasche bereits zwischen der 28. und 36. Schwangerschaftswoche zu packen [s167] [s168], da Babys auch früher als zum errechneten Termin zur Welt kommen können. Eine praktische Herangehensweise ist das Packen von zwei separaten Taschen - eine für die Geburt selbst und eine für die Zeit danach [s169]. Die Geburts-Tasche sollte griffbereit an der Haustür deponiert werden. Informieren Sie auch Ihren Geburtsbegleiter über den Inhalt und Standort der Taschen.

Für die werdende Mutter sind folgende Dokumente unverzichtbar:
- Mutterpass
- Personalausweis
- Versicherungskarte
- Geburtsplan (falls vorhanden)
- Krankenhausanmeldung [s170]

Die Grundausstattung für die Geburt umfasst:
- 2-3 bequeme, weite Nachthemden (idealerweise mit Knöpfen vorne für späteres Stillen)
- Warme Socken (die Füße können während der Geburt kalt werden)
- Bademantel
- Hausschuhe
- Handtücher
- Toilettenartikel wie Zahnbürste, Zahnpasta, Haarbürste, Haargummis
- Lippenbalsam (die Lippen können während der Geburt sehr trocken werden)
- Ein kleiner Handventilator oder eine Sprühflasche für Erfrischung [s171]

Für die Zeit nach der Geburt benötigen Sie:

- 2-3 Still-BHs
- Stilleinlagen
- Mehrere Paare große, bequeme Unterwäsche
- 2 Packungen extra saugfähige Damenbinden für den Wochenfluss
- Lockere, bequeme Kleidung für die Heimreise
- Smartphone mit Ladegerät (für erste Babyfotos und Kontakt nach außen) [s172] [s170]

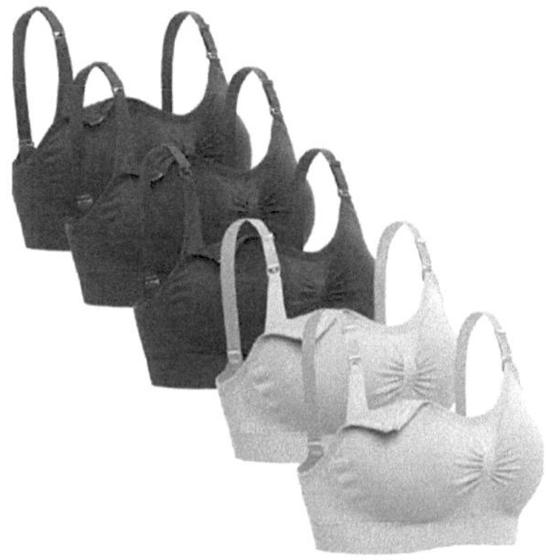

Still-BH [i12]

Für das Neugeborene sollten Sie einpacken:
- 4-5 Bodys in Größe 50/56
- 3-4 Schlafanzüge oder Strampler
- 2 Mützchen
- Söckchen
- Kratzfäustlinge
- Eine warme Decke
- Mehrere Spucktücher
- Ein wetterangepasstes Outfit für die Heimfahrt [s171] [s170]

Für den Geburtsbegleiter ist folgende Ausrüstung sinnvoll:
- Snacks und Getränke
- Eigene Toilettenartikel
- Eventuell eine leichte Decke und ein Kissen
- Kleingeld für Parkautomaten oder Cafeteria
- Powerbank fürs Handy [s172] [s170]

Praktische Tipps für die optimale Organisation:
- Erstellen Sie frühzeitig eine Checkliste und haken Sie gepackte Gegenstände ab
- Waschen Sie neue Babykleidung vor dem Einpacken
- Verzichten Sie auf Wertsachen
- Packen Sie Wäsche in separate Plastikbeutel - das erleichtert das Finden
- Legen Sie einen Zettel mit der Adresse des Krankenhauses und der geplanten Route bei
- Stellen Sie sicher, dass der Kindersitz korrekt im Auto installiert ist [s169]

Für die Energieversorgung während der Geburt eignen sich:
- Isotonische Getränke
- Müsliriegel
- Trockenfrüchte
- Vollkorncracker
- Traubenzucker [s168]

Zusätzliche hilfreiche Items für mehr Komfort:
- TENS-Gerät (falls gewünscht)
- Massageöl
- Entspannungsmusik
- Lieblingskissen
- Aromatherapie-Öle
- Ein Fokussierungsobjekt für die Wehen [s171] [s170]

Denken Sie auch an die Zeit nach der Heimkehr:
- Legen Sie zu Hause einen Vorrat an Hygieneprodukten an
- Kaufen Sie ausreichend Windeln in Neugeborenen-Größe
- Bereiten Sie eventuell Mahlzeiten vor und frieren Sie diese ein
- Stellen Sie sicher, dass grundlegende Haushaltsartikel vorrätig sind [s171]

Die Kliniktasche sollte regelmäßig überprüft und bei Bedarf ergänzt werden. Besprechen Sie die Packliste auch mit Ihrer Hebamme oder dem

Krankenhaus, da die Anforderungen je nach Einrichtung variieren können. Eine gut vorbereitete Tasche gibt Sicherheit und ermöglicht es Ihnen, sich voll und ganz auf die Geburt zu konzentrieren.

Glossar

TENS

Ein medizinisches Gerät zur Schmerzlinderung durch elektrische Nervenstimulation. Es sendet schwache elektrische Impulse über Elektroden auf der Haut und kann Geburtsschmerzen reduzieren.

3. 3. 2. Klinikwahl

Die Wahl der richtigen Geburtsklinik ist eine wichtige Entscheidung, die idealerweise bereits im zweiten Trimester der Schwangerschaft getroffen werden sollte. Grundsätzlich stehen verschiedene Optionen zur Verfügung - von der Entbindung in einer Klinik über Geburtshäuser bis hin zur Hausgeburt [s173]. Für Schwangere mit niedrigem Risiko bieten sich alle diese Möglichkeiten an. Bei einer Risikoschwangerschaft oder bestimmten medizinischen Vorerkrankungen ist jedoch die Entbindung in einer Klinik die sicherste Option [s173]. Ein wichtiger Vorteil der Klinikgeburt ist der direkte Zugang zu Fachärzten und Anästhesisten, falls während der Geburt Komplikationen auftreten sollten.

Bei der Auswahl einer geeigneten Klinik sollten verschiedene Faktoren berücksichtigt werden. Viele Kliniken bieten heute moderne Familiengeburts-Suiten mit privater Atmosphäre an. Diese sind häufig mit Annehmlichkeiten wie Whirlpool-Badewannen ausgestattet und ermöglichen einen durchgehenden Aufenthalt von der Geburt bis zur Entlassung [s174]. Ein praktischer Tipp ist es, mehrere Kliniken zu besichtigen und deren Ausstattung zu vergleichen. Achten Sie dabei besonders auf:

- Die Größe und Atmosphäre der Entbindungsräume
- Vorhandene Entspannungsmöglichkeiten wie Gebärwanne
- Moderne Überwachungstechnik für Mutter und Kind
- Möglichkeiten für alternative Geburtspositionen
- Rooming-in Angebot [s175]

Ein weiteres wichtiges Kriterium ist das Vorhandensein einer Neugeborenen-Intensivstation (NICU). Auch wenn Sie eine unkomplizierte Schwangerschaft haben, gibt diese Sicherheit für den Fall unerwarteter Komplikationen [s176]. Die räumliche Nähe der Operationssäle zu den Kreißsälen ist ebenfalls relevant, falls ein ungeplanter Kaiserschnitt notwendig werden sollte [s174]. Viele Kliniken bieten heute die Möglichkeit einer Online-Vorregistrierung an [s175]. Dies erspart Stress bei Wehenbeginn und ermöglicht eine schnelle Aufnahme. Informieren Sie sich auch über das Kursangebot der Klinik - Geburtsvorbereitungskurse vor Ort haben den Vorteil, dass Sie bereits das Personal und die Räumlichkeiten kennenlernen [s177]. Die Betreuungsphilosophie der Klinik sollte zu Ihren persönlichen Vorstellungen passen. Einige Häuser setzen stark auf die natürliche Geburt und bieten alternative Methoden wie Wassergeburten oder Lachgas zur Schmerzlinderung an [s177]. Andere sind eher medizinisch orientiert. Lassen Sie sich die verschiedenen Möglichkeiten erklären und fragen Sie nach der üblichen Vorgehensweise bei bestimmten Situationen. Ein oft unterschätzter Aspekt ist die Nachsorge. Erkundigen Sie sich nach der Stillberatung und wie die Betreuung in den ersten Tagen nach der Geburt aussieht. Viele Kliniken bieten heute ein umfassendes Rooming-in an, bei dem das Baby von Anfang an bei der Mutter bleibt [s175]. Dies fördert die Mutter-Kind-Bindung und erleichtert das Stillen. Die Erreichbarkeit der Klinik ist ebenfalls wichtig. Berechnen Sie die Fahrzeit zu verschiedenen Tageszeiten und berücksichtigen Sie dabei auch den Berufsverkehr. Ein praktischer Tipp ist das Abspeichern mehrerer Routen im Navigationssystem für den Fall von Straßensperrungen oder Staus. Versicherungstechnische Aspekte sollten ebenfalls geklärt werden. Bei einer gesetzlichen Krankenversicherung wird das Neugeborene automatisch mitversichert [s178]. Informieren Sie sich trotzdem vorab über eventuelle Zusatzleistungen oder Wahlleistungen. Die endgültige Entscheidung für eine Klinik sollten Sie in enger Abstimmung mit Ihrer betreuenden Hebamme oder Ihrem Frauenarzt treffen [s173]. Diese können aufgrund ihrer Erfahrung wichtige Hinweise geben und kennen meist die Besonderheiten der verschiedenen Häuser.

Glossar

NICU

Abkürzung für Neonatal Intensive Care Unit - eine spezialisierte Intensivstation für Neugeborene, die rund um die Uhr von Kinderärzten und speziell ausgebildeten Pflegekräften betreut wird. Ausgestattet mit hochmoderner Medizintechnik zur Überwachung und Versorgung von Frühgeborenen oder kranken Neugeborenen.

Rooming-in

Ein modernes Betreuungskonzept, das in den 1940er Jahren in den USA entwickelt wurde. Es basiert auf Forschungen, die zeigen, dass der ständige Kontakt zwischen Mutter und Kind in den ersten Lebenstagen die Entwicklung des Kindes positiv beeinflusst und postnatale Depressionen reduzieren kann.

3. 3. 3. Ablauf

Der Ablauf einer Geburt gliedert sich in drei klar definierte Phasen, die jeweils besondere Aufmerksamkeit und spezifische Unterstützung erfordern [s179]. Für werdende Eltern ist es hilfreich, diese Phasen zu kennen, um sich mental darauf vorbereiten zu können.

Die erste Phase, auch Eröffnungsphase genannt, beginnt mit dem Einsetzen der Wehen und unterteilt sich in:
- Latente Phase (0-6 cm Muttermundöffnung):

Die Wehen sind noch unregelmäßig und oft gut zu veratmen. In dieser Zeit können Sie sich noch frei bewegen und leichte Tätigkeiten ausführen. Nutzen Sie diese Phase, um entspannende Aktivitäten wie Spazierengehen oder ein warmes Bad zu genießen [s180].
- Aktive Phase (6-10 cm):

Die Wehen werden intensiver und regelmäßiger. Jetzt ist es wichtig, sich voll auf die Geburt zu konzentrieren. Bewährte Strategien sind: • Aufrechte Positionen einnehmen • Atmung bewusst steuern • Massage durch den Geburtspartner • Nutzung von Hilfsmitteln wie <u>Pezziball</u> oder Gebärhocker

Die zweite Phase ist die eigentliche Geburtsphase, in der das Baby geboren wird [s180]. Sie beginnt bei vollständig geöffnetem Muttermund (10 cm) und kann bei Erstgebärenden bis zu zwei Stunden dauern. In dieser Phase:
- Werden die Wehen sehr kraftvoll
- Spüren Sie einen starken Drang mitzupressen
- Ist die Unterstützung durch das Geburtsteam besonders intensiv
- Wird die Herzfrequenz des Babys engmaschig überwacht

Die dritte Phase, die Nachgeburtsphase, beginnt direkt nach der Geburt des Babys [s179]. In dieser Phase:
- Wird die Plazenta geboren (meist innerhalb von 5-30 Minuten)
- Erhält die Mutter häufig vorsorglich Oxytocin zur Vermeidung von starken Blutungen
- Findet der erste Hautkontakt zwischen Mutter und Kind statt
- Wird das Baby erstversorgt und untersucht

Während der gesamten Geburt erfolgt eine kontinuierliche Überwachung der Vitalzeichen von Mutter und Kind [s179]. Das Geburtsteam kontrolliert regelmäßig:
- Herzfrequenz und Blutdruck der Mutter
- Herztonkurve des Babys
- Wehenaktivität
- Temperatur

Für HIV-positive Schwangere gelten besondere Protokolle [s181]:
- Kontinuierliche antiretrovirale Therapie während der gesamten Geburt
- Spezielle Entscheidung über den Geburtsmodus basierend auf der Viruslast
- Besondere Nachsorge für das Neugeborene

Die Schmerztherapie wird individuell angepasst und kann verschiedene Optionen umfassen [s179]:
- Naturheilkundliche Methoden
- Homöopathie
- PDA (Periduralanästhesie)
- Entspannungstechniken
- Lachgas

Nach der Geburt ist eine enge Überwachung von Mutter und Kind wichtig. In den ersten Stunden:
- Werden regelmäßig Kontrollen der Vitalzeichen durchgeführt
- Wird die Uterusrückbildung überprüft
- Wird das Stillen eingeleitet
- Erfolgt die Erstversorgung des Neugeborenen

Für einen optimalen Ablauf empfiehlt es sich:
- Einen detaillierten Geburtsplan zu erstellen
- Die Wünsche bezüglich Schmerztherapie vorab zu klären
- Sich über mögliche Geburtspositionen zu informieren
- Die Rolle des Geburtspartners klar zu definieren
- Sich mit den Abläufen in der gewählten Klinik vertraut zu machen

Glossar

Oxytocin
Ein körpereigenes Hormon, das auch als 'Bindungshormon' bekannt ist. Es spielt nicht nur bei der Geburt eine wichtige Rolle, sondern fördert auch die Mutter-Kind-Bindung und die Milchbildung.

Periduralanästhesie
Ein medizinisches Verfahren zur Schmerzlinderung, bei dem ein Betäubungsmittel in den Wirbelkanal injiziert wird. Die Wirkung tritt nach etwa 15 Minuten ein und kann mehrere Stunden anhalten.

Pezziball
Ein großer, elastischer Gymnastikball, der speziell für ·die Geburtsvorbereitung und während der Geburt eingesetzt wird. Er hilft durch seine federnde Eigenschaft, das Becken zu lockern und eine aufrechte Haltung zu unterstützen.

Zusammenfassung - 3. 3. Organisation

- Die Kliniktasche sollte zwischen der 28. und 36. SSW gepackt werden, aufgeteilt in zwei separate Taschen für Geburt und Wochenbett
- Lippenbalsam und Handventilator sind wichtige Hilfsmittel während der Geburt
- Kleidung sollte in separate Plastikbeutel sortiert werden für bessere Übersicht
- Isotonische Getränke und Traubenzucker sind optimal für die Energieversorgung während der Geburt
- Eine NICU (Neugeborenen-Intensivstation) ist ein wichtiges Auswahlkriterium bei der Klinikwahl
- Die räumliche Nähe zwischen Kreißsaal und OP ist relevant für Notfall-Kaiserschnitte
- Online-Vorregistrierung in der Klinik vermeidet Stress bei Wehenbeginn
- Die Latenzphase der Geburt dauert bis 6 cm Muttermundöffnung, die aktive Phase von 6-10 cm
- Die Austreibungsphase kann bei Erstgebärenden bis zu zwei Stunden dauern
- In der Nachgeburtsphase wird häufig prophylaktisch Oxytocin zur Blutungsprävention gegeben
- Für HIV-positive Schwangere gelten spezielle Geburts-Protokolle mit kontinuierlicher antiretroviraler Therapie

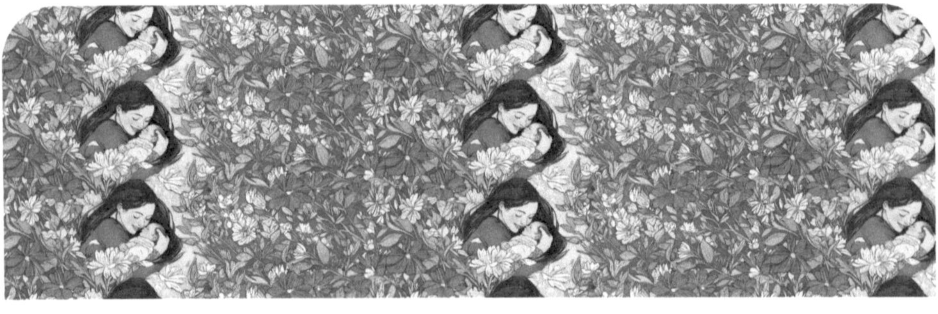

Rückblick - 3. Geburtsvorbereitung

- Die richtige Atmung während der Geburt kann die Wehendauer um durchschnittlich 41 Minuten verkürzen
- Regelmäßige Atemübungen von 10-15 Minuten pro Einheit gelten als effektiv für die Geburtsvorbereitung
- Die Koordination von Zwerchfellatmung und Beckenbodenmuskulatur ist besonders wichtig für eine erfolgreiche Geburt
- Experten empfehlen mindestens 150 Minuten moderate aerobe Aktivität pro Woche während der Schwangerschaft
- Nach der 16. Schwangerschaftswoche sollten keine Übungen mehr in Rückenlage durchgeführt werden
- Regelmäßige körperliche Aktivität reduziert nachweislich das Risiko für Kaiserschnitte und Gestationsdiabetes
- Hypnobirthing kombiniert Hypnose, Entspannung und Atemtechniken für eine fokussierte Geburt
- Hydrotherapie in Form von Geburtsbecken kann Druck und Schmerzen deutlich reduzieren
- Die Kliniktasche sollte zwischen der 28. und 36. Schwangerschaftswoche gepackt werden
- Das Vorhandensein einer Neugeborenen-Intensivstation (NICU) ist ein wichtiges Kriterium bei der Klinikwahl
- Die Eröffnungsphase der Geburt dauert bis zu einer Muttermundöffnung von 10 cm
- Die eigentliche Geburtsphase kann bei Erstgebärenden bis zu zwei Stunden dauern
- Während der gesamten Geburt erfolgt eine kontinuierliche Überwachung der Vitalzeichen von Mutter und Kind
- Für HIV-positive Schwangere gelten spezielle Geburts-Protokolle mit kontinuierlicher antiretroviraler Therapie
- Während die Geburt ein intensiver und herausfordernder Moment ist, beginnt mit den ersten Stunden als Mutter eine völlig neue, noch aufregendere Phase des Lebens.

4. Erste Zeit als Mutter

Die ersten Wochen und Monate mit einem Neugeborenen stellen eine Zeit tiefgreifender Veränderungen dar - körperlich, emotional und im Alltag. Wie gelingt es, sich in dieser intensiven Phase zurechtzufinden? Was braucht der eigene Körper für eine gute Heilung? Und wie lässt sich eine Balance zwischen den Bedürfnissen des Babys und der eigenen Erholung finden? Die Umstellung auf das Leben mit Kind fordert von frischgebackenen Eltern einiges ab: Von der körperlichen Regeneration nach der Geburt über das Erlernen des Stillens bis hin zur Entwicklung neuer Tagesabläufe. Medizinische Betreuung, praktische Unterstützung und ausreichend Zeit für die eigene Genesung spielen dabei eine zentrale Rolle. Dieses Kapitel beleuchtet die wichtigsten Aspekte der ersten Zeit als Mutter - von der Wochenbettphase über Rückbildung und Stillen bis hin zu hilfreichen Routinen für den neuen Alltag. Mit dem richtigen Wissen und einer guten Vorbereitung lässt sich diese besondere Lebensphase bewusst und positiv gestalten.

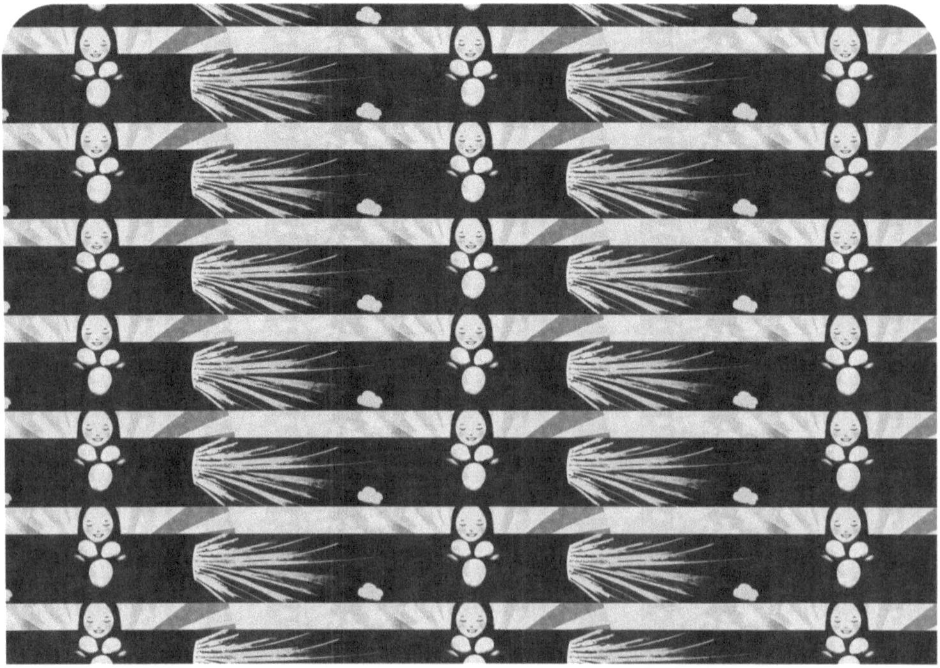

4. 1. Heilung

Die Zeit nach der Geburt stellt Mütter vor besondere Herausforderungen: Wie lange dauert die körperliche Heilung? Welche Veränderungen sind normal, welche bedürfen medizinischer Aufmerksamkeit? Und wie findet man die Balance zwischen notwendiger Schonung und dem Wunsch, wieder aktiv zu werden? Die Heilungsphase nach der Geburt ist ein komplexer Prozess, der sowohl körperliche als auch emotionale Aspekte umfasst. Während einige Frauen sich bereits nach wenigen Wochen wieder fit fühlen, benötigen andere Monate für ihre vollständige Genesung. Medizinische Erkenntnisse zeigen, dass eine achtsame und gut informierte Herangehensweise in dieser Zeit den Grundstein für die langfristige Gesundheit der Mutter legt.

„Die Heilung des Intimbereichs nach einem Dammriss oder -schnitt kann drei bis sechs Wochen dauern."

---

4. 1. 1. Wochenbett

Das Wochenbett, auch Postpartum-Zeit genannt, ist eine entscheidende Phase, die unmittelbar nach der Geburt beginnt und etwa sechs bis acht Wochen andauert [s182]. In dieser Zeit durchläuft der Körper der Mutter intensive Heilungs- und Anpassungsprozesse, um sich dem Zustand vor der Schwangerschaft anzunähern. Die körperliche Regeneration umfasst verschiedene Aspekte. Die Gebärmutter bildet sich zurück, was von Nachgeburtswehen begleitet werden kann. Diese Kontraktionen sind wichtig, da sie die Blutung reduzieren und die Verkleinerung der Gebärmutter unterstützen [s183]. Um diese Phase zu erleichtern, können warme Kompressen auf dem Unterbauch oder sanfte Massagen hilfreich sein. Vaginale Blutungen und Ausfluss (Lochien) sind in den ersten Wochen normal und können bis zu sechs Wochen andauern [s184]. Die Intensität sollte dabei kontinuierlich abnehmen. Bei plötzlich verstärkten Blutungen oder übel riechendem Ausfluss sollte umgehend ärztliche Hilfe aufgesucht werden, da dies auf Komplikationen hinweisen könnte. Die Rückbildung der Beckenbodenmuskulatur ist ein längerer Prozess, der vier bis sechs Monate dauern kann [s185]. Expertinnen empfehlen, bereits in den ersten sechs Wochen mit einer gezielten, sanften Rehabilitation zu beginnen. Ein Beispiel für eine einfache Übung ist das bewusste An- und Entspannen der Beckenbodenmuskulatur im Liegen, zunächst für wenige Sekunden, später auch länger. Die Ernährung spielt im Wochenbett eine wichtige Rolle. Eine ausgewogene Kost mit Vollkornprodukten, reichlich Obst und Gemüse sowie ausreichend Protein unterstützt die Heilung und bei stillenden Müttern die Milchproduktion [s186]. Praktischer Tipp: Mahlzeiten vorkochen und einfrieren oder Unterstützung durch Familie und Freunde bei der Essenszubereitung annehmen.

Emotionale Veränderungen sind im Wochenbett häufig. Viele Frauen erleben den sogenannten "Baby Blues", der sich durch Stimmungsschwankungen, Reizbarkeit und Tränen äußert [s184]. Diese Phase klingt meist innerhalb von zwei Wochen ab. Wichtig ist die Unterscheidung zur postpartalen Depression oder Psychose, die professionelle Hilfe erfordern. Bei anhaltender Niedergeschlagenheit, Angstgefühlen oder Realitätsverlust sollte umgehend ärztliche Unterstützung gesucht werden [s187]. Die Heilung nach einem Kaiserschnitt erfordert besondere Aufmerksamkeit. Die Operationsnarbe benötigt sorgfältige Pflege und regelmäßige Kontrolle auf Anzeichen von Infektionen [s183]. Leichte Bewegung ist dennoch wichtig, um das Thromboserisiko zu minimieren. Ein praktischer Tipp ist das Aufstehen über die Seite und das Abstützen des Bauches mit einem Kissen beim Husten oder Lachen. Die WHO empfiehlt mindestens drei postnatale Untersuchungen in den ersten sechs Wochen [s188]. Der erste Kontakt sollte idealerweise innerhalb der ersten 24 Stunden nach der Geburt erfolgen. Diese engmaschige Betreuung ist wichtig für die Gesundheit von Mutter und Kind. Für die Rückkehr zu sportlichen Aktivitäten gilt: langsam und schrittweise steigern [s185]. Beginnen Sie mit sanften Spaziergängen und steigern Sie Intensität und Dauer nach eigenem Empfinden. Die Wiederaufnahme von intensiverem Sport sollte mit einer Fachperson abgesprochen werden. Die sexuelle Aktivität sollte erst nach vollständiger Heilung des Damms wieder aufgenommen werden, was typischerweise vier bis sechs Wochen dauert [s182]. Ein offener Dialog mit dem Partner über Bedürfnisse und Grenzen ist dabei wichtig. Abschließend ist zu betonen, dass jedes Wochenbett individuell verläuft. Die wichtigste Regel lautet: Geben Sie sich und Ihrem Körper die Zeit, die er zur Heilung braucht. Nehmen Sie Unterstützung an und zögern Sie nicht, bei Unsicherheiten oder Problemen professionelle Hilfe in Anspruch zu nehmen.

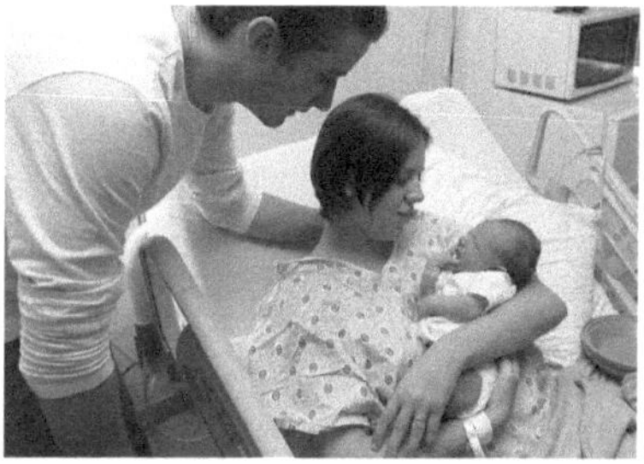

Baby Blues [i13]

Lochien

Medizinischer Fachbegriff für die Wochenflüssigkeit, die sich aus Wundsekret, abgestoßener Gebärmutterschleimhaut und Blut zusammensetzt. Der Begriff stammt aus dem Griechischen 'locheia' (Kindbett).

Postpartum

Lateinischer Begriff für die Zeit nach der Geburt, der sich aus 'post' (nach) und 'partus' (Geburt) zusammensetzt. International anerkannter medizinischer Fachbegriff.

4. 1. 2. Rückbildung

Nach der Geburt beginnt die wichtige Phase der Rückbildung, die den Körper dabei unterstützt, sich dem Zustand vor der Schwangerschaft anzunähern. Dieser Prozess erfolgt auf drei Hauptebenen: die Wiederherstellung einer effizienten Atmung, die Rückgewinnung der normalen Rumpfmuskelfunktion und die Wiederherstellung einer gesunden Körperhaltung [s189]. In den ersten zwei Wochen nach der Entbindung steht die Schonung im Vordergrund. Dennoch können bereits sanfte Übungen mit 25-50 Prozent Intensität durchgeführt werden, um die Rumpfmuskulatur zu aktivieren [s189]. Eine einfache Übung für den Start ist beispielsweise das bewusste Zwerchfellatmen: Legen Sie sich entspannt auf den Rücken, eine Hand auf den Bauch, eine auf den Brustkorb. Atmen Sie tief in den Bauch, sodass sich die untere Hand hebt, während die obere möglichst ruhig bleibt. Die Rückbildung verläuft sehr individuell - während einige Frauen schnell wieder aktiv werden können, benötigen andere Monate oder sogar Jahre für eine vollständige Genesung [s190]. Besondere Aufmerksamkeit erfordert die Rehabilitation des Beckenbodens und der Bauchmuskulatur. Warnsignale, die auf eine Dysfunktion hinweisen können, sind Inkontinenz, Druckgefühl im Beckenbereich oder Schmerzen beim Geschlechtsverkehr [s190]. In solchen Fällen ist es ratsam, eine spezialisierte Beckenboden-Physiotherapie in Anspruch zu nehmen [s191]. Ein häufiges Problem nach der Schwangerschaft ist die rektusdiastase (Diastasis Recti Abdominis, DRA) - eine Trennung der geraden Bauchmuskeln [s192]. Zur gezielten Behandlung sollten Sie die Übungen von einer Fachperson anleiten lassen, da es noch keine standardisierten Behandlungsrichtlinien gibt. Eine effektive Übung ist der "Drawing-in": Ziehen Sie dabei im Vierfüßlerstand den Bauchnabel sanft nach innen und oben Richtung Wirbelsäule. Regelmäßige Bewegung spielt eine wichtige Rolle bei der Rückbildung. Sie unterstützt nicht nur den Gewichtsverlust, sondern verbessert auch die aerobe Fitness und das psychische Wohlbefinden [s193]. Mit intensiveren sportlichen Aktivitäten sollte jedoch bis zur Nachuntersuchung nach sechs Wochen gewartet werden. Insbesondere das Laufen sollte frühestens nach drei Monaten wieder aufgenommen werden, und auch nur dann, wenn keine Symptome einer Beckenbodendysfunktion vorliegen [s191]. Für einen optimalen Heilungsverlauf wird empfohlen, dass jede Mutter die Möglichkeit erhält, ihre Beckenbodenmuskulatur von einem spezialisierten Physiotherapeuten untersuchen zu lassen [s191]. Dabei werden Stärke, Funktion und Koordination der Bauch- und Beckenbodenmuskulatur beurteilt. Ein individueller Übungsplan kann dann erstellt werden. Eine praktische Übungsroutine für zu Hause könnte wie folgt aussehen: Beginnen Sie morgens mit sanftem Zwerchfellatmen, gefolgt von behutsamen Beckenbodenanspannungen. Tagsüber können Sie bewusst auf Ihre Körperhaltung achten und regelmäßig kurze Spaziergänge einbauen. Abends eignen sich leichte Dehnübungen für den Rücken und die Hüften. Die ersten sechs Wochen nach der Geburt sind besonders wichtig für die körperliche Genesung [s194]. Achten Sie in dieser Zeit besonders auf Warnsignale wie anhaltende Schmerzen oder verstärkte Blutungen und scheuen Sie sich nicht, bei Unsicherheiten medizinische Hilfe in Anspruch zu nehmen. Die Einbindung des Partners in den Rückbildungsprozess kann dabei sehr unterstützend wirken [s194]. Physiotherapeutische Unterstützung kann besonders hilfreich sein, wenn während der Schwangerschaft oder Geburt Dehnungen oder Schäden an der Beckenbodenmuskulatur entstanden sind [s195]. Ein spezialisierter Therapeut kann nicht nur bei der korrekten Ausführung der Übungen helfen, sondern auch mögliche Probleme frühzeitig erkennen und behandeln.

Glossar

Diastasis Recti Abdominis

Lateinische Fachbezeichnung für die Rektusdiastase. Die Bezeichnung setzt sich zusammen aus 'Diastasis' (Auseinanderweichen), 'Rectus' (gerade) und 'Abdominis' (zum Bauch gehörend).

Drawing-in

Eine spezielle Übungstechnik zur Aktivierung der tiefen Bauchmuskulatur, bei der durch bewusstes Einziehen des Bauches die querverlaufenden Bauchmuskeln trainiert werden.

4. 1. 3. Erholung

Die Erholung nach der Geburt ist ein vielschichtiger Prozess, der sowohl körperliche als auch emotionale Aspekte umfasst. Die ersten sechs Wochen sind dabei besonders entscheidend für die Heilung [s196]. In dieser Zeit sollten Sie sich hauptsächlich auf drei Grundbedürfnisse konzentrieren: ausreichend essen, schlafen und die Versorgung Ihres Babys [s197]. Die Heilung des Intimbereichs erfordert besondere Aufmerksamkeit. Bei einem Dammriss oder -schnitt kann die vollständige Genesung drei bis sechs Wochen dauern [s198]. Zur Unterstützung der Heilung haben sich folgende Maßnahmen bewährt: Regelmäßige Anwendung von Eispackungen in den ersten 24 Stunden, später warme Sitzbäder und vorsichtiges Spülen mit warmem Wasser nach jedem Toilettengang. Ein praktischer Tipp: Bereiten Sie sich eine Flasche mit warmem Wasser vor, die Sie zum Spülen während des Toilettengangs verwenden können. Hormonelle Veränderungen nach der Geburt unterstützen den Heilungsprozess und fördern die Bindung zum Baby [s196]. Diese können jedoch auch zu Stimmungsschwankungen führen. Bei anhaltenden psychischen Beschwerden ist professionelle Hilfe wichtig. Die Behandlung kann Medikamente wie Antidepressiva und psychologische Therapie umfassen [s199]. Die Genesung von schweren psychischen Belastungen kann 6 bis 12 Monate dauern, aber mit der richtigen Unterstützung ist eine vollständige Heilung möglich. Ein umfassendes Nachsorgeprogramm ist essentiell für die optimale Genesung. Moderne Programme bieten Unterstützung bei verschiedenen postpartalen Beschwerden wie Inkontinenz, Verstopfung oder Schmerzen beim Geschlechtsverkehr [s200]. Ein konkretes Beispiel für den Alltag: Führen Sie ein Tagebuch über Ihre Beschwerden und sprechen Sie diese bei den Nachsorgeuntersuchungen gezielt an. Die WHO empfiehlt mindestens eine Nachuntersuchung innerhalb der ersten drei Wochen nach der Geburt und eine umfassende Kontrolle spätestens nach zwölf Wochen [s201]. Diese Termine sind wichtig zur Früherkennung möglicher Komplikationen. Achten Sie besonders auf Warnsignale wie verstärkte Blutungen, Fieber oder zunehmende Schmerzen. Vermeiden Sie in der Erholungsphase Überanstrengungen [s197]. Ein praktischer Ansatz ist die "5-Minuten-Regel": Wenn Sie sich einer neuen Aktivität widmen möchten, beginnen Sie mit fünf Minuten und steigern Sie die Dauer nur langsam, wenn Sie sich dabei wohlfühlen. Die Pflege von Operationsnarben, sei es nach einem

Kaiserschnitt oder Dammschnitt, erfordert besondere Aufmerksamkeit. Sprechen Sie mit Ihrem Arzt über spezifische Pflegeanweisungen [s198]. Ein bewährter Tipp ist die sanfte Massage der verheilten Narbe mit natürlichen Ölen, um die Durchblutung zu fördern und Verwachsungen vorzubeugen. Das Stillen kann den Heilungsprozess positiv beeinflussen und reduziert langfristig verschiedene Gesundheitsrisiken [s201]. Lassen Sie sich bei Stillproblemen frühzeitig von einer Stillberaterin unterstützen, um Komplikationen zu vermeiden. Vergessen Sie nicht, dass jeder Heilungsprozess individuell verläuft. Vergleiche mit anderen Müttern sind nicht hilfreich. Konzentrieren Sie sich stattdessen darauf, die Signale Ihres Körpers wahrzunehmen und sich die Zeit zu nehmen, die Sie für Ihre Genesung brauchen [s197].

Zusammenfassung - 4. 1. Heilung

- Die Postpartum-Zeit dauert etwa sechs bis acht Wochen und beinhaltet intensive Heilungs- und Anpassungsprozesse
- Die Rückbildung der Beckenbodenmuskulatur kann vier bis sechs Monate dauern
- Die WHO empfiehlt mindestens drei postnatale Untersuchungen in den ersten sechs Wochen
- Sanfte Übungen mit 25-50 Prozent Intensität können bereits in den ersten zwei Wochen nach der Entbindung durchgeführt werden
- Eine Rektusdiastase (DRA) erfordert spezielle Übungen wie den "Drawing-in" im Vierfüßlerstand
- Laufen sollte frühestens nach drei Monaten wieder aufgenommen werden
- Die Heilung eines Dammrisses oder -schnitts kann drei bis sechs Wochen dauern
- Die Genesung von schweren psychischen Belastungen kann 6 bis 12 Monate dauern
- Eine umfassende Kontrolluntersuchung sollte spätestens nach zwölf Wochen erfolgen
- Narben nach Kaiserschnitt oder Dammschnitt können durch sanfte Massage mit natürlichen Ölen gepflegt werden

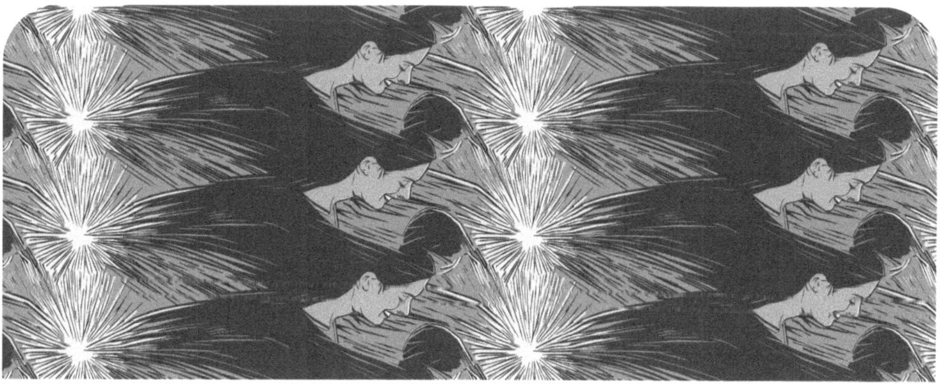

4. 2. Stillen

Das Stillen gehört zu den ersten großen Herausforderungen der Mutterschaft. Wie funktioniert der komplexe Prozess der Milchbildung? Was bedeutet es für Mutter und Kind, wenn das Stillen nicht auf Anhieb klappt? Welche Rolle spielen Ernährung und professionelle Unterstützung für eine erfolgreiche Stillbeziehung? Die ersten Wochen mit einem Neugeborenen sind geprägt von intensiven Lernprozessen auf beiden Seiten. Während der Körper der Mutter die Milchproduktion reguliert, muss das Baby erst lernen, effektiv an der Brust zu trinken. Diese Zeit erfordert viel Geduld, bringt aber auch wertvolle gesundheitliche Vorteile für Mutter und Kind mit sich. Die folgenden Abschnitte bieten einen umfassenden Einblick in die verschiedenen Aspekte des Stillens - von den grundlegenden Mechanismen über mögliche Herausforderungen bis hin zu wichtigen Ernährungsempfehlungen für die Stillzeit.

„Experten empfehlen in den ersten Wochen 8-12 Stillmahlzeiten innerhalb von 24 Stunden."

4. 2. 1. Basics

Das Stillen ist ein natürlicher Prozess, der dennoch einiges an Lernzeit sowohl für die Mutter als auch das Baby erfordert [s202]. Die ersten Schritte beginnen bereits unmittelbar nach der Geburt, idealerweise innerhalb der ersten zwei Stunden [s203]. In dieser wichtigen Phase ist der direkte Haut-zu-Haut-Kontakt zwischen Mutter und Kind besonders wertvoll, da er nicht nur hilft, die Körpertemperatur des Babys zu stabilisieren, sondern auch den Grundstein für eine erfolgreiche Stillbeziehung legt [s202]. In den ersten Tagen produzieren die Brüste das sogenannte Kolostrum, eine dickflüssige, goldenfarbene "erste Milch", die besonders reich an Antikörpern ist [s202]. Diese geht dann über die Übergangsmilch in die reife Muttermilch über [s203]. Dabei ist es völlig normal und sogar erwünscht, dass Neugeborene in der Anfangszeit sehr häufig, manchmal stündlich, gestillt werden möchten. Experten empfehlen in den ersten Wochen 8-12 Stillmahlzeiten innerhalb von 24 Stunden [s203]. Eine zentrale Rolle spielt die richtige Anlegetechnik, der sogenannte "Latch". Ein gutes Anlegen verhindert nicht nur schmerzende Brustwarzen, sondern stellt auch sicher, dass das Baby ausreichend Nahrung erhält [s203]. Dabei können verschiedene Stillpositionen ausprobiert werden: Die klassische Wiegehaltung, bei der das Baby quer vor dem Oberkörper liegt, die Kreuzhaltung, die besonders für Frühgeborene geeignet ist, die Football-Haltung, bei der das Baby seitlich unter dem Arm liegt, oder die entspannte Seitenlage [s203]. Besonders wichtig ist es, die frühen Hungerzeichen des Babys zu erkennen: Nuzzeln (Suchbewegungen mit dem Kopf), Saugen an den eigenen Händchen oder das Öffnen des Mundes sind deutliche Signale [s203]. Wartet man zu lange, wird das Baby möglicherweise zu aufgeregt und unruhig, was das Anlegen erschweren kann. Das nächtliche Stillen spielt eine besondere Rolle, da in dieser Zeit vermehrt stillrelevante Hormone ausgeschüttet werden [s202]. Um diese Phase zu erleichtern, hat sich das roomingin bewährt - also das Zusammenbleiben von Mutter und Kind im selben Raum. Dies ermöglicht es der Mutter, die Bedürfnisse ihres Babys besser kennenzulernen und prompt darauf zu reagieren [s204]. Für einen erfolgreichen Stillstart ist professionelle Unterstützung oft hilfreich. Stillkurse, die idealerweise schon in der Schwangerschaft besucht werden, vermitteln wichtiges Grundlagenwissen über Brustphysiologie, Milchproduktion und optimale Positionierung [s205]. Nach der Geburt stehen Hebammen und

Stillberaterinnen zur Verfügung, die bei Fragen oder Problemen unterstützen können [s202]. Die gesundheitlichen Vorteile des Stillens sind wissenschaftlich gut belegt: Stillende Mütter haben ein geringeres Risiko für Brust- und Eierstockkrebs sowie Typ-2-Diabetes [s206]. Gestillte Babys profitieren von einem besseren Schutz vor Magen-Darm-Infektionen und verschiedenen anderen Erkrankungen [s206]. Die Muttermilch passt sich dabei perfekt den Bedürfnissen des Babys an und enthält alle notwendigen Nährstoffe sowie schützende Antikörper [s207]. Für stillende Mütter ist es wichtig zu wissen, dass sie ein Recht auf Stillpausen und geeignete Stillräume haben, sei es am Arbeitsplatz oder in öffentlichen Einrichtungen [s208]. Diese Räume sollten sauber, privat und funktional eingerichtet sein, um das Stillen oder Abpumpen zu ermöglichen [s208].

Glossar

Kolostrum
Eine besondere Form der Muttermilch, die nur in den ersten Tagen nach der Geburt produziert wird. Sie ist reich an Proteinen und Immunstoffen und hat eine abführende Wirkung, die dem Baby hilft, das Mekonium auszuscheiden.

Latch
Ein englischer Begriff aus der Stillberatung, der das korrekte Erfassen der Brustwarze und des Brustgewebes durch den Säugling beschreibt. Ein guter Latch ist erkennbar an weit geöffneten Lippen und Wangen, die sich beim Saugen rhythmisch bewegen.

Nuzzeln
Ein instinktives Verhalten von Säuglingen, bei dem sie mit dem Kopf hin und her pendeln und mit dem Mund nach der Brust suchen. Dieses Verhalten ist Teil des angeborenen Stillreflexes.

4. 2. 2. Probleme

Das Stillen kann besonders in den ersten Wochen von verschiedenen Herausforderungen begleitet sein, die jedoch mit der richtigen Unterstützung meist gut zu bewältigen sind. Eine häufige Komplikation sind wunde oder rissige Brustwarzen, die typischerweise durch eine suboptimale Anlegetechnik entstehen [s209]. In solchen Fällen ist es ratsam, frühzeitig professionelle Hilfe durch eine Hebamme oder Stillberaterin in Anspruch zu nehmen, um die Anlege- und Stillposition zu optimieren. Die Art der Entbindung kann ebenfalls Einfluss auf den Stillbeginn haben. Studien zeigen, dass Frauen nach einer Not-Kaiserschnittentbindung häufiger Stillprobleme erleben und beim ersten Stillversuch weniger erfolgreich sind [s210]. Sie benötigen oft mehr Unterstützung, sowohl im Krankenhaus als auch nach der Entlassung. Ein praktischer Tipp ist hier, sich bereits vor der Geburt über mögliche Unterstützungsangebote zu informieren und diese bei Bedarf direkt nach der Entbindung zu nutzen. Eine weitere häufige Herausforderung ist die Brustüberfüllung, die besonders in den ersten Tagen nach der Geburt auftreten kann [s209]. Um dies zu vermeiden, empfiehlt sich häufiges Stillen an beiden Brüsten. Bei bereits bestehender Überfüllung können warme Kompressen vor dem Stillen und kühlende Wickel danach Linderung verschaffen [s211]. Entwickelt sich aus einer anhaltenden Überfüllung ein blockierter Milchgang, ist es wichtig, vermehrt an der betroffenen Brust zu stillen [s209]. Besondere Aufmerksamkeit erfordert eine Mastitis, eine Brustentzündung, die sich aus einem nicht behandelten blockierten Milchgang entwickeln kann. Wichtig ist hier, trotz der Beschwerden weiterzustillen und bei Verschlechterung der Symptome ärztliche Hilfe aufzusuchen [s209]. Wird eine Mastitis nicht adäquat behandelt, kann sich ein Brustabszess bilden, der möglicherweise operativ versorgt werden muss. Ein zu kurzes Zungenbändchen beim Baby kann das effektive Stillen erschweren, ist aber in den meisten Fällen gut behandelbar [s209]. Auch hier ist eine frühe Diagnose durch Fachpersonal wichtig, um rechtzeitig geeignete Maßnahmen einleiten zu können. Rauchen während der Stillzeit stellt ein besonderes Problem dar, da es nicht nur die Milchproduktion und -qualität beeinträchtigt, sondern auch gesundheitliche Risiken für das Baby birgt [s212]. Nikotin und andere Schadstoffe werden über die Muttermilch übertragen und können beim Baby zu Koliken und Schlafstörungen führen. Rauchende Mütter stillen statistisch gesehen kürzer und entwöhnen ihre

Kinder früher [s212]. Unsicherheiten bezüglich der Milchmenge sind ebenfalls häufig. Viele Mütter sorgen sich, ob ihr Baby ausreichend Nahrung erhält [s209]. Hier ist es wichtig, die Zeichen einer ausreichenden Milchaufnahme kennenzulernen, wie regelmäßige nasse Windeln und eine zufriedene Stimmung des Babys nach dem Stillen. Manchmal kann auch eine zu hohe Milchproduktion Probleme verursachen. In solchen Fällen kann eine Stillberaterin helfen, geeignete Stillpositionen zu finden [s209]. Pilzinfektionen können besonders bei bereits geschädigten Brustwarzen auftreten [s209]. Eine sorgfältige Hygiene und das frühzeitige Erkennen von Symptomen sind hier wichtig. Bei Verdacht auf eine Infektion sollte zeitnah ärztlicher Rat eingeholt werden, um eine adäquate Behandlung einzuleiten.

Glossar

Brustabszess
Eine abgekapselte Eiteransammlung im Brustgewebe, die sich durch eine schmerzhafte, weiche Schwellung bemerkbar macht. Betrifft etwa 0,1% der stillenden Mütter.

Mastitis
Eine bakterielle Entzündung des Brustgewebes, die sich durch Rötung, Schwellung und grippeähnliche Symptome wie Fieber äußert. Tritt bei etwa 2-10% aller stillenden Mütter auf.

4. 2. 3. Ernährung

Eine ausgewogene Ernährung spielt während der Schwangerschaft und Stillzeit eine zentrale Rolle für die Gesundheit von Mutter und Kind. Die Ernährungsbedürfnisse unterscheiden sich in dieser Zeit deutlich von denen nicht schwangerer Frauen [s213]. Studien zeigen, dass stillende Mütter mit einem durchschnittlichen Healthy Eating Index (HEI) von 62 Punkten eine bessere Ernährungsqualität aufweisen als nicht stillende Frauen, die im Schnitt nur 54 Punkte erreichen [s214]. Besonders empfehlenswert ist die mediterrane Ernährung, die sich durch einen hohen Anteil an Obst, Gemüse, Vollkornprodukten, Hülsenfrüchten, Fisch und Nüssen auszeichnet. Diese Ernährungsform kann das Risiko für Schwangerschaftsdiabetes und allergische Erkrankungen beim Kind reduzieren [s215]. Ein praktischer Tipp ist es, täglich mindestens zwei Portionen Obst und drei Portionen Gemüse zu verzehren sowie zweimal pro Woche Fisch einzuplanen.

Der Mikronährstoffstatus der Mutter hat direkten Einfluss auf die Qualität der Muttermilch, insbesondere bei B-Vitaminen, Vitamin A, Selen und Jod [s216]. Um den erhöhten Bedarf zu decken, sollten stillende Mütter besonders auf eine ausreichende Zufuhr von Kalzium, Vitamin D, Kalium und Ballaststoffen achten [s214]. Konkret bedeutet das zum Beispiel, täglich Milchprodukte zu konsumieren, sich regelmäßig im Freien zu bewegen und ballaststoffreiche Lebensmittel wie Vollkornprodukte zu bevorzugen. Die WHO empfiehlt ausschließliches Stillen in den ersten sechs Lebensmonaten [s217]. Ab diesem Zeitpunkt übersteigt der Nährstoffbedarf des Säuglings die durch Muttermilch bereitgestellten Nährstoffe, weshalb dann mit der Einführung von Beikost begonnen werden sollte [s217]. Die Muttermilch bleibt jedoch weiterhin eine wichtige Nahrungsquelle und kann bis zum zweiten Lebensjahr oder darüber hinaus gegeben werden [s218]. Bei der Einführung der Beikost ist es wichtig, schrittweise vorzugehen und auf nährstoffreiche, sichere Lebensmittel zu achten. Ein bewährter Ansatz ist es, mit einem einzelnen Lebensmittel zu beginnen und neue Nahrungsmittel im Abstand von 3-4 Tagen einzuführen, um mögliche Unverträglichkeiten frühzeitig zu erkennen.

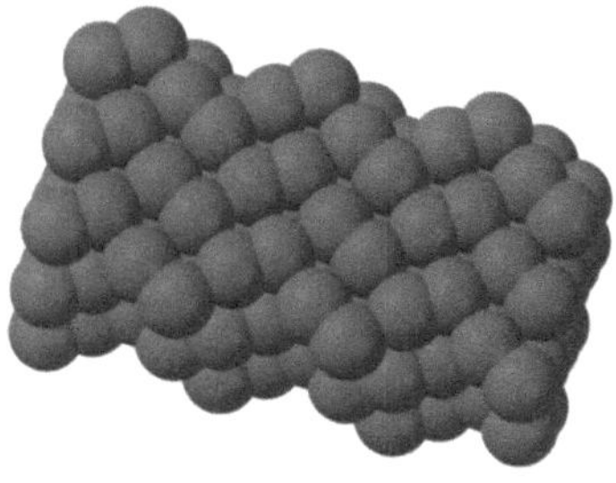

Jod [i14]

In manchen Fällen kann eine Nahrungsergänzung sinnvoll sein, besonders bei erhöhtem Bedarf an Folsäure, Jod und Cholin [s214]. Die Entscheidung für oder gegen Nahrungsergänzungsmittel sollte jedoch individuell und in Absprache mit medizinischem Fachpersonal getroffen werden, da die Empfehlungen je nach Land und persönlicher Situation variieren können [s213]. Die Unterstützung durch Partner und Familie spielt eine wichtige Rolle beim erfolgreichen Stillen. Studien zeigen, dass die aktive Einbindung des Partners bereits während der Schwangerschaft die Wahrscheinlichkeit erhöht, dass Mütter mit dem Stillen beginnen und es länger fortführen [s219]. Partner können zum Beispiel durch die Übernahme von Haushaltsaufgaben oder die Zubereitung ausgewogener Mahlzeiten unterstützend wirken. Optimales Stillen und eine angemessene Ernährung können einen bedeutenden Beitrag zur Kindergesundheit leisten - Schätzungen zufolge könnten dadurch jährlich über 820.000 Kinder unter 5 Jahren gerettet werden [s217]. Dies unterstreicht die Wichtigkeit einer guten Ernährungsberatung und Unterstützung für stillende Mütter, sowohl auf individueller als auch auf gesellschaftlicher Ebene.

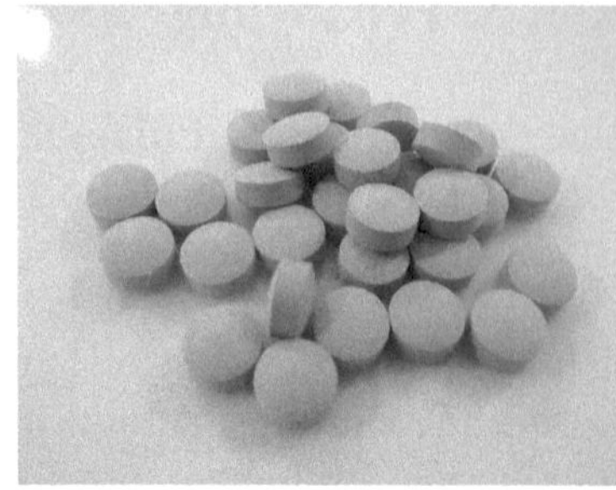

Nahrungsergänzung [i15]

Glossar

Beikost

Zusätzliche feste oder breiige Nahrung neben der Muttermilch, die ab einem bestimmten Alter eingeführt wird. Der Begriff stammt aus dem 19. Jahrhundert und wurde ursprünglich als 'Zukost' bezeichnet.

Cholin

Ein essentieller Nährstoff, der besonders wichtig für die Entwicklung des Gehirns und Nervensystems des Babys ist. Gute Quellen sind Eier, Leber und Sojabohnen.

Healthy Eating Index

Ein Bewertungssystem von 0 bis 100 Punkten, das die Qualität der Ernährung misst. Je höher der Wert, desto besser entspricht die Ernährung den offiziellen Ernährungsempfehlungen.

Zusammenfassung - 4. 2. Stillen

- Kolostrum ist eine dickflüssige, goldenfarbene "erste Milch" mit besonders hohem Antikörpergehalt.
- Experten empfehlen 8-12 Stillmahlzeiten innerhalb von 24 Stunden in den ersten Wochen.
- Nächtliches Stillen führt zu vermehrter Ausschüttung stillrelevanter Hormone.
- Stillende Mütter haben ein reduziertes Risiko für Brust- und Eierstockkrebs sowie Typ-2-Diabetes.
- Nach Not-Kaiserschnitten treten häufiger Stillprobleme und weniger erfolgreiche erste Stillversuche auf.
- Eine unbehandelte Mastitis kann sich zu einem operationsbedürftigen Brustabszess entwickeln.
- Rauchende Mütter stillen statistisch kürzer und haben eine beeinträchtigte Milchproduktion und -qualität.
- Stillende Mütter erreichen durchschnittlich einen Healthy Eating Index von 62 Punkten, nicht-stillende nur 54.
- Mediterrane Ernährung reduziert das Risiko für Schwangerschaftsdiabetes und Allergien beim Kind.
- Der Mikronährstoffstatus der Mutter beeinflusst direkt die Muttermilchqualität, besonders bei B-Vitaminen, Vitamin A, Selen und Jod.
- Optimales Stillen und angemessene Ernährung könnten jährlich über 820.000 Kinder unter 5 Jahren retten.

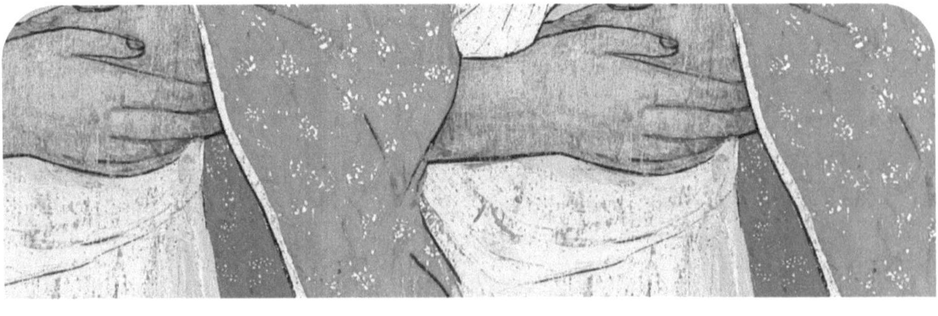

4. 3. Alltag

Der Übergang in den Alltag als frischgebackene Mutter wirft viele Fragen auf: Wie lässt sich eine sinnvolle Routine entwickeln? Wie gelingt die Balance zwischen den Bedürfnissen des Kindes und den eigenen? Und wie kann man bei all den neuen Herausforderungen noch Zeit für Selbstfürsorge finden? Die erste Zeit nach der Geburt ist geprägt von tiefgreifenden Veränderungen - sowohl körperlich als auch emotional. Während einige Mütter schnell in einen strukturierten Tagesablauf finden, benötigen andere mehr Zeit für die Anpassung. Studien zeigen, dass eine gut organisierte Alltagsgestaltung maßgeblich zum Wohlbefinden von Mutter und Kind beiträgt. Die folgenden Abschnitte bieten evidenzbasierte Strategien und praktische Tipps, wie Sie diese intensive Lebensphase erfolgreich meistern können - ohne sich dabei selbst zu verlieren.

> *„Stillende Mütter benötigen etwa 500 zusätzliche Kalorien täglich und sollten in den ersten 2-3 Wochen anstrengende Aktivitäten vermeiden.“*

4. 3. 1. Routine

Eine gut strukturierte Routine während der Schwangerschaft und nach der Geburt ist von entscheidender Bedeutung für das Wohlbefinden von Mutter und Kind. Die Etablierung gesunder Gewohnheiten sollte dabei schrittweise erfolgen und sich an den individuellen Bedürfnissen orientieren. Während der Schwangerschaft empfiehlt sich die Integration regelmäßiger körperlicher Aktivität in den Alltag. Experten raten zu mindestens 30 Minuten moderater Bewegung an den meisten Tagen der Woche [s220]. Dies kann beispielsweise durch einen morgendlichen Spaziergang vor der Arbeit oder eine Schwimmeinheit am Nachmittag umgesetzt werden. Besonders geeignet sind dabei Aktivitäten wie Gehen, Schwimmen, moderates Radfahren oder speziell angepasste Schwangerschaftsyoga-Kurse [s220]. Ein praktischer Tipp ist es, feste Zeitfenster für Bewegung im Tagesablauf zu reservieren, etwa die Mittagspause für einen Spaziergang zu nutzen.

Die Ernährungsroutine spielt ebenfalls eine zentrale Rolle. Während der Schwangerschaft werden mindestens zwei Ernährungsberatungen empfohlen [s221], die dabei helfen, einen ausgewogenen Ernährungsplan zu entwickeln. Eine bewährte Strategie ist die Vorbereitung gesunder Mahlzeiten am Wochenende für die kommende Woche, um auch in stressigen Zeiten eine ausgewogene Ernährung sicherzustellen. Besonders wertvoll hat sich die Teilnahme an strukturierten Beratungsprogrammen erwiesen. Diese umfassen idealerweise drei persönliche Beratungssitzungen während der Schwangerschaft [s222]. Die Beratungen bieten nicht nur wichtige Informationen, sondern auch praktische Unterstützung bei der Entwicklung individueller Routinen. So können beispielsweise gemeinsam Wochenpläne erstellt werden, die Bewegung, Ernährung und Ruhephasen optimal aufeinander abstimmen. Nach der Geburt gewinnt die Etablierung neuer Routinen zusätzlich an Bedeutung. Die ersten Wochen sind dabei besonders kritisch für die Gesundheit von Mutter und Kind [s223]. Ein strukturiertes Nachsorgeprogramm mit regelmäßigen Kontrollterminen in den ersten zwölf

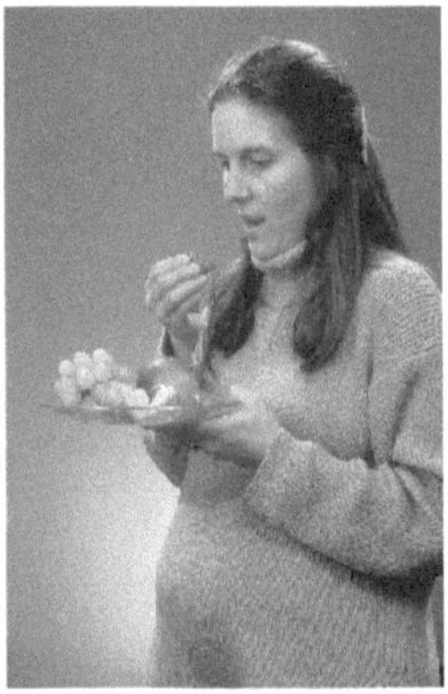

Ernährungsroutine [i16]

Wochen hilft, diese Phase gut zu meistern. Dabei sollte besonders auf die Stillroutine geachtet werden, die bei jedem postnatalen Besuch evaluiert werden sollte [s223]. Die schrittweise Rückkehr zu normalen Aktivitäten sollte gut geplant sein. Ein praktischer Ansatz ist es, täglich kleine Aktivitäten zu steigern, beispielsweise durch zunehmend längere Spaziergänge mit dem Kinderwagen. Die Wiederaufnahme sexueller Aktivitäten sollte erst nach vollständiger Heilung erfolgen [s223], wobei die Verhütungsberatung bereits während der Schwangerschaft beginnen sollte. Interessanterweise zeigen Studien, dass viele Frauen gesundheitsbezogene Faktoren in der späten Schwangerschaft als größte Herausforderung für die Aufrechterhaltung ihrer Routinen wahrnehmen [s224]. Diese Barrieren bleiben oft bis zu 12 Monate nach der Geburt bestehen. Um dem entgegenzuwirken, ist es hilfreich, flexible Routinen zu entwickeln, die sich an verändernde Bedürfnisse anpassen lassen. Ein bewährter Ansatz ist das Führen eines Aktivitätstagebuchs, das hilft, realistische Ziele zu setzen und Fortschritte zu dokumentieren. Die Integration von Routinen sollte als langfristiger Prozess verstanden werden. Während viele Frauen neue Gewohnheiten während der Schwangerschaft erfolgreich etablieren, zeigt sich häufig die Herausforderung, diese über die Geburt hinaus beizubehalten [s224]. Eine effektive Strategie ist es, Partner und Familie in die neue Routine einzubinden und sich Unterstützung im sozialen Umfeld zu suchen, beispielsweise durch den Anschluss an Schwangerschafts- oder Rückbildungsgruppen.

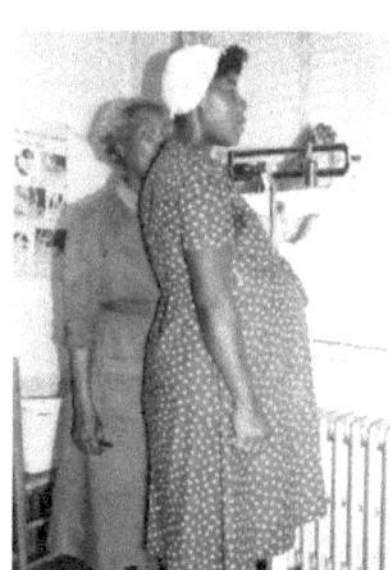

körperliche Aktivität [i17]

4. 3. 2. Balance

Eine ausgewogene Balance während der Schwangerschaft und in der Zeit des Schwanger-Werdens ist fundamental für die Gesundheit von Mutter und Kind. Dies betrifft sowohl körperliche als auch psychische Aspekte, die eng miteinander verwoben sind. Während der Schwangerschaft verändert sich der Körper hormonell stark, was direkten Einfluss auf das physische Gleichgewicht hat. Die vermehrte Ausschüttung von Hormonen führt zu einer Lockerung der Bänder, wodurch das Verletzungsrisiko der Gelenke steigt und das Gleichgewicht beeinträchtigt werden kann [s225]. Um dem entgegenzuwirken, kann eine chiropraktische Betreuung sinnvoll sein. Diese hilft dabei, die Biomechanik des Beckens und der Wirbelsäule zu optimieren [s226]. Idealerweise beginnt diese Behandlung früh in der Schwangerschaft und wird je nach individuellem Bedarf ein- bis dreimal wöchentlich durchgeführt. Ein besonders wichtiger Aspekt ist die Work-Life-Balance. Die Vereinbarkeit von Beruf und Schwangerschaft stellt viele Frauen vor große Herausforderungen [s227]. Hier ist es ratsam, frühzeitig das Gespräch mit dem Arbeitgeber zu suchen und flexible Arbeitsmodelle zu diskutieren. Viele Unternehmen bieten mittlerweile verschiedene Optionen für bezahlten oder unbezahlten Urlaub an [s228]. Ein praktischer Ansatz kann beispielsweise sein, die Arbeitszeit schrittweise zu reduzieren oder Homeoffice-Tage einzuplanen. Dies ermöglicht es, notwendige Ruhepausen einzulegen und Arzttermine flexibel wahrzunehmen.

Stress während der Schwangerschaft kann weitreichende Folgen haben. Wissenschaftliche Erkenntnisse zeigen einen direkten Zusammenhang zwischen erhöhten Stressleveln und Schwangerschaftskomplikationen wie Frühgeburten, Schwangerschaftshypertonie und praeeklampsie [s227]. Auch die fetale Entwicklung kann durch anhaltenden Stress negativ beeinflusst werden. Daher ist es essentiell, aktives Stressmanagement zu betreiben [s229]. Dies kann durch verschiedene Entspannungstechniken erfolgen, wie zum Beispiel:
- Progressive Muskelentspannung vor dem Schlafengehen
- Regelmäßige Meditation am Morgen
- Achtsamkeitsübungen während der Mittagspause
- Geführte Fantasiereisen zur Entspannung

Ein unterstützendes Arbeitsumfeld spielt eine wichtige Rolle bei der Stressreduktion [s227]. Offene Kommunikation über Bedürfnisse und mögliche Anpassungen des Arbeitsplatzes sollten selbstverständlich sein. Praktische Maßnahmen können sein:
- Ergonomische Anpassung des Arbeitsplatzes
- Regelmäßige Bewegungspausen
- Flexible Meetingzeiten
- Möglichkeit für kurze Ruhepausen

Die chiropraktische Betreuung kann dabei helfen, das körperliche Gleichgewicht zu optimieren und das Becken auf die Geburt vorzubereiten [s226]. Dies kann nicht nur Schmerzen und Beschwerden während der Schwangerschaft reduzieren, sondern auch den Geburtsverlauf positiv beeinflussen. Die Behandlung sollte individuell angepasst werden und kann folgende Aspekte umfassen:
- Sanfte Anpassungen der Wirbelsäule
- Spezielle Übungen für die Beckenstabilität
- Haltungsschulung für den Alltag
- Entspannungstechniken für verspannte Muskulatur

Für eine erfolgreiche Balance ist es wichtig, sich Zeit für Selbstfürsorge zu nehmen und soziale Kontakte zu pflegen [s227]. Dies kann durch regelmäßige Treffen mit Freunden, den Besuch von Schwangerschaftskursen oder die Teilnahme an speziellen Sportgruppen erfolgen. Auch die Einbindung des Partners in den Prozess ist wichtig, sei es bei der Planung von Entspannungszeiten oder der Unterstützung bei alltäglichen Aufgaben.

Ein ausgewogener Schlaf-Wach-Rhythmus ist fundamental für das Wohlbefinden [s229]. Praktische Tipps für besseren Schlaf können sein:
- Feste Schlafenszeiten etablieren
- Entspannungsrituale vor dem Schlafengehen entwickeln
- Schlafumgebung optimal gestalten (Temperatur, Dunkelheit, Ruhe)
- Auf späte schwere Mahlzeiten verzichten

Die Balance zwischen Aktivität und Ruhe, zwischen beruflichen Anforderungen und persönlichen Bedürfnissen, zwischen sozialen Verpflichtungen und Entspannung ist ein dynamischer Prozess, der kontinuierliche Anpassung erfordert. Wichtig ist es, die eigenen Grenzen wahrzunehmen und respektvoll damit umzugehen.

Glossar

Biomechanik
Die Wissenschaft der mechanischen Bewegungsabläufe des menschlichen Körpers, die das Zusammenspiel von Knochen, Muskeln und Gelenken untersucht.

Schwangerschaftshypertonie
Eine Form des Bluthochdrucks, die erstmals während der Schwangerschaft auftritt und sich von der Präeklampsie durch das Fehlen von Eiweißausscheidung im Urin unterscheidet.

4. 3. 3. Selbstfürsorge

Selbstfürsorge während der Schwangerschaft und nach der Geburt ist ein vielschichtiger Prozess, der sowohl körperliche als auch psychische Aspekte umfasst. Die Forschung zeigt, dass ein ganzheitlicher Ansatz zur Selbstfürsorge nicht nur das Wohlbefinden der werdenden Mutter steigert, sondern auch positive Auswirkungen auf die Entwicklung des Kindes hat [s230]. Ein wesentlicher Bestandteil der Selbstfürsorge ist die Achtsamkeit gegenüber der eigenen mentalen Gesundheit. Studien belegen, dass psychoedukative Sitzungen, die sich mit Themen wie Selbstwahrnehmung und Beziehungsmanagement befassen, das Risiko postpartaler Depressionen deutlich senken können [s231]. Konkret bedeutet dies, sich regelmäßig Zeit für Reflexion zu nehmen und beispielsweise ein Tagebuch zu führen, in dem Gedanken und Gefühle festgehalten werden. Die körperliche Selbstfürsorge umfasst verschiedene Aspekte des gesunden Lebensstils. Bemerkenswert ist, dass 78,7% der schwangeren Frauen bereits bewusst auf Alkohol verzichten und 53,9% aktiv Passivrauch meiden [s230]. Zur Unterstützung der körperlichen Gesundheit empfiehlt sich das regelmäßige Durchführen von Kegel-Übungen zur Stärkung der Beckenbodenmuskulatur [s232]. Diese können problemlos in den Alltag integriert werden, etwa während des Zähneputzens oder beim Fernsehen. Ein oft unterschätzter Aspekt der Selbstfürsorge ist die Wahl der richtigen Kleidung. Bequeme, der Jahreszeit und dem wachsenden Bauch angepasste Kleidung kann erheblich zum täglichen Wohlbefinden beitragen [s233]. Praktisch bedeutet dies, regelmäßig die Passform der Kleidung zu überprüfen und gegebenenfalls in größere Größen zu investieren. Nach der Geburt gewinnt die Selbstfürsorge eine neue Dimension. Stillende Mütter benötigen etwa 500 zusätzliche Kalorien täglich und sollten in den ersten 2-3 Wochen anstrengende Aktivitäten vermeiden [s232]. Ein praktischer Tipp ist es, sich Mahlzeiten vorkochen zu lassen oder Unterstützung bei der Essenszubereitung anzunehmen. Die emotionale Unterstützung durch Partner und Familie spielt besonders in der ersten Woche nach der Geburt eine zentrale Rolle bei der Prävention depressiver Symptome [s232]. Es ist wichtig, aktiv um Hilfe zu bitten und ein Unterstützungsnetzwerk aufzubauen. Dies kann durch die Teilnahme an Vorbereitungskursen bereits während der Schwangerschaft gefördert werden [s234]. Für berufstätige Schwangere ist es wichtig zu wissen, dass Krankheitsurlaub für medizinische Untersuchungen und während der Genesungszeit nach der Geburt in Anspruch genommen werden kann [s235]. Eine vorausschauende Planung dieser Zeiten trägt zur Stressreduktion bei. Ein professionelles Gesundheitsteam kann bei der Entwicklung individueller Strategien zur Stressbewältigung und Verbesserung der Selbstfürsorge unterstützen [s236]. Dies kann verschiedene Behandlungsoptionen umfassen, von Psychotherapie bis hin zu schwangerschaftsverträglichen Medikamenten, wenn diese notwendig sind. Die Nachsorge sollte über die üblichen sechs Wochen hinaus fortgeführt werden [s232]. Dabei ist es wichtig, auf Warnsignale wie anhaltende Schmerzen, Fieber oder andere beunruhigende Symptome zu achten und bei Bedarf umgehend medizinische Hilfe in Anspruch zu nehmen. Ein wichtiger praktischer Aspekt der Selbstfürsorge ist die Erstellung eines persönlichen Geburtsplans [s234]. Dieser hilft nicht nur dabei, die eigenen Wünsche und Bedürfnisse klar zu kommunizieren, sondern gibt auch Sicherheit und Kontrolle in einer emotional intensiven Zeit. Die regelmäßige Teilnahme an pränatalen Untersuchungen, die von 66% der schwangeren Frauen wahrgenommen wird [s230], ist ein weiterer wichtiger Baustein der Selbstfürsorge. Diese Termine bieten nicht nur medizinische Überwachung, sondern auch die Möglichkeit, Fragen zu stellen und Unsicherheiten zu klären.

Kegel-Übungen

Spezielle Übungen zur Stärkung der Beckenbodenmuskulatur, benannt nach Dr. Arnold Kegel. Diese Übungen bestehen aus gezieltem Anspannen und Entspannen der Beckenbodenmuskeln und können das Risiko von Inkontinenz reduzieren.

Postpartale Depression

Eine psychische Erkrankung, die bei etwa 10-15% aller Mütter nach der Geburt auftritt. Sie unterscheidet sich vom gewöhnlichen Baby-Blues durch ihre Intensität und längere Dauer und sollte unbedingt therapeutisch behandelt werden.

Psychoedukativ

Eine Behandlungsmethode, bei der durch gezielte Wissensvermittlung und Schulung das Verständnis für psychische Prozesse gefördert wird. Ziel ist es, Betroffenen zu helfen, ihre Situation besser zu verstehen und Bewältigungsstrategien zu entwickeln.

Zusammenfassung - 4. 3. Alltag

- Während der Schwangerschaft werden mindestens zwei Ernährungsberatungen und drei persönliche Beratungssitzungen empfohlen.
- Experten raten zu mindestens 30 Minuten moderater Bewegung an den meisten Tagen der Woche.
- Die ersten zwölf Wochen nach der Geburt sind besonders kritisch für die Gesundheit von Mutter und Kind.
- Gesundheitsbezogene Faktoren in der späten Schwangerschaft werden als größte Herausforderung für die Aufrechterhaltung von Routinen wahrgenommen.
- Die vermehrte Hormonausschüttung führt zu einer Lockerung der Bänder und erhöhtem Verletzungsrisiko der Gelenke.
- Chiropraktische Betreuung sollte idealerweise ein- bis dreimal wöchentlich durchgeführt werden.
- Erhöhte Stresslevel stehen in direktem Zusammenhang mit Schwangerschaftskomplikationen wie Frühgeburten und Präeklampsie.
- 78,7% der schwangeren Frauen verzichten bewusst auf Alkohol und 53,9% meiden aktiv Passivrauch.
- Stillende Mütter benötigen etwa 500 zusätzliche Kalorien täglich.
- Die emotionale Unterstützung in der ersten Woche nach der Geburt ist zentral für die Prävention depressiver Symptome.
- 66% der schwangeren Frauen nehmen regelmäßig an pränatalen Untersuchungen teil.

Rückblick - 4. Erste Zeit als Mutter

- Das Wochenbett dauert etwa sechs bis acht Wochen und ist von intensiven Heilungsprozessen geprägt.
- Nachgeburtswehen reduzieren Blutungen und unterstützen die Verkleinerung der Gebärmutter.
- Die Rückbildung der Beckenbodenmuskulatur kann vier bis sechs Monate dauern.
- Die WHO empfiehlt mindestens drei postnatale Untersuchungen in den ersten sechs Wochen.
- Eine Rektusdiastase erfordert spezielle Übungen unter fachlicher Anleitung.
- Die ersten zwei Wochen nach der Entbindung sollten mit maximal 25-50% Intensität trainiert werden.
- Physiotherapeutische Unterstützung ist besonders wichtig bei Dehnungen oder Schäden der Beckenbodenmuskulatur.
- Die Heilung des Intimbereichs bei Dammriss oder -schnitt dauert drei bis sechs Wochen.
- Die Genesung von schweren psychischen Belastungen kann 6-12 Monate dauern.
- Stillende Mütter weisen einen durchschnittlichen Healthy Eating Index von 62 Punkten auf.
- Die mediterrane Ernährung reduziert das Risiko für Schwangerschaftsdiabetes und Allergien beim Kind.
- Chiropraktische Behandlungen sollten ein- bis dreimal wöchentlich durchgeführt werden.
- 78,7% der schwangeren Frauen verzichten bewusst auf Alkohol.
- Stillende Mütter benötigen etwa 500 zusätzliche Kalorien täglich.
- 66% der schwangeren Frauen nehmen regelmäßig an pränatalen Untersuchungen teil.

Kostenlose Zusatzangebote in Planung

Wir freuen uns, Ihnen künftig ergänzende kostenlose Materialien zu diesem Buch anbieten zu können:

- Ein exklusives Bonuskapitel mit zusätzlichen Inhalten
- Eine kompakte Zusammenfassung des gesamten Buches im PDF-Format

Die Veröffentlichung dieser Materialien ist für Januar 2025 geplant.
Besuchen Sie gerne schon heute unsere Website. Sobald unser Newsletter-Service startet (voraussichtlich Januar 2025), können Sie sich dort für Updates registrieren und verpassen keine Neuigkeiten zu den kostenlosen Zusatzangeboten.

SaageBooks.com/de/schwangerschaft_und_geburt-bonus-OYMC6G

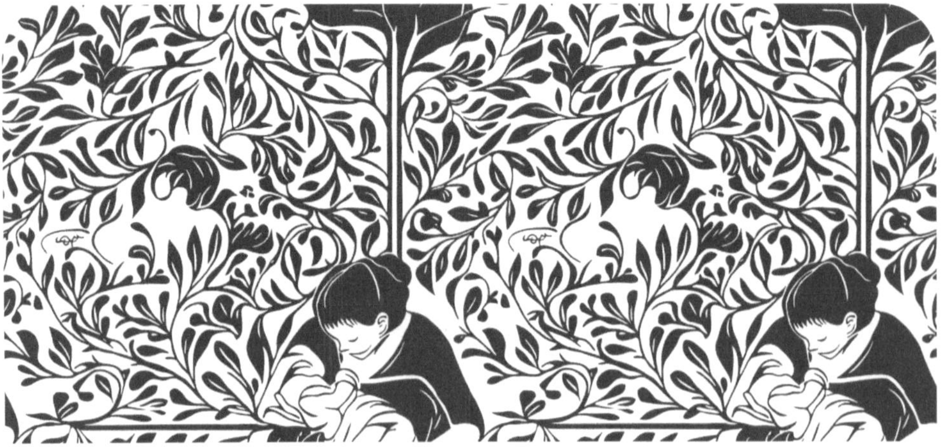

Liebe Leserinnen, liebe Leser,

Ich fühle mich sehr geehrt, dass Sie sich die Zeit genommen haben, mein Buch von Anfang bis Ende zu lesen. Als Autor ist es mein größter Wunsch, Ihnen wertvolle Erkenntnisse und praktische Hilfestellungen mit auf den Weg zu geben. Ihr Vertrauen in meine Arbeit bedeutet mir sehr viel. Ich hoffe, die Lektüre war für Sie bereichernd. Sollten Sie Fragen oder Anregungen haben, können Sie mich gerne über unsere Website kontaktieren.

Wenn Ihnen dieses Buch gefallen hat, würde ich mich sehr über eine ehrliche Rezension freuen. Ihre Meinung ist mir wichtig und hilft anderen Lesern bei ihrer Entscheidung. Sie können Ihre ehrliche Bewertung ganz einfach auf der Verkaufsplattform hinterlassen, über die Sie das Buch erworben haben.
Vielen Dank für Ihre Unterstützung!

Artemis Saage

Saage Media GmbH

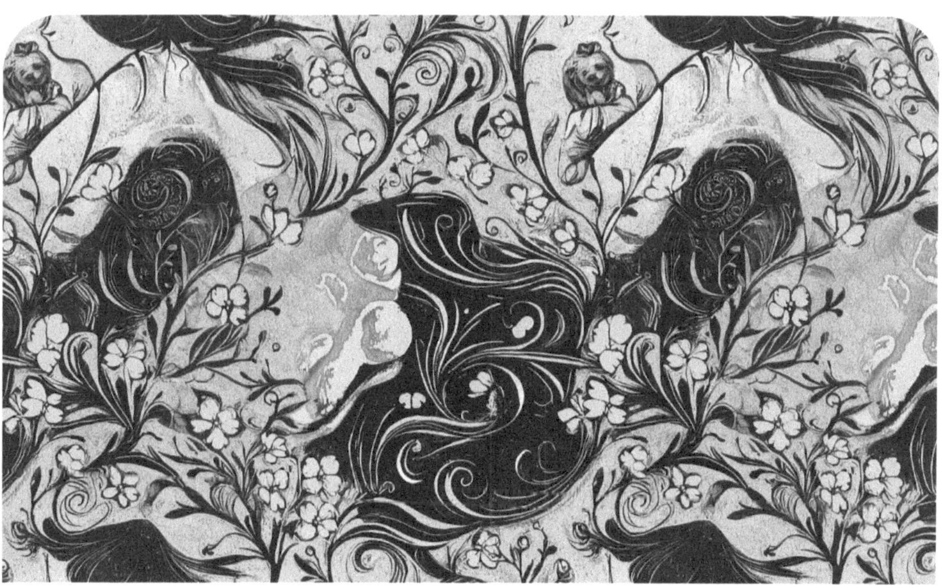

SaageBooks.com/de

Entdecken Sie mehr! Auf unserer Verlagswebsite erwartet Sie eine vielfältige Auswahl an weiteren Büchern und spannenden Publikationen. Neben kostenlosen Inhalten und exklusiven Bonusmaterialien finden Sie dort auch vertiefende Informationen zu unseren Werken. Stöbern Sie durch unser umfangreiches digitales Angebot und lassen Sie sich von zusätzlichen Leseerlebnissen inspirieren. Als besonderen Service bieten wir Ihnen sowohl kostenfreie als auch kostenpflichtige Inhalte an, die Ihr Leseerlebnis perfekt ergänzen.

SaageBooks.com/de

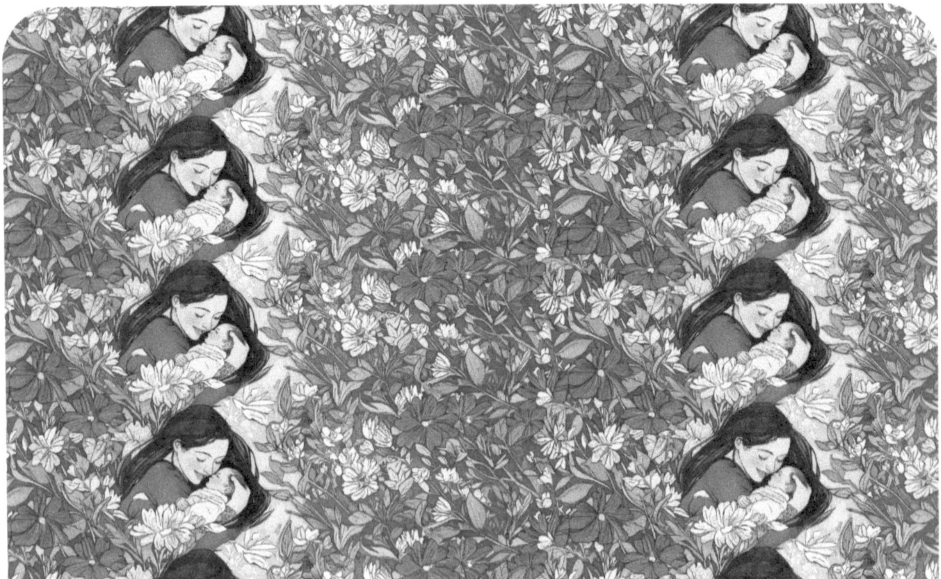

Quellen

Mein aufrichtiger Dank gilt allen Autorinnen und Autoren der zitierten wissenschaftlichen und nicht-wissenschaftlichen Quellen, den Betreibern der referenzierten Internetseiten sowie den Urheberinnen und Urhebern der verwendeten Bilder, Grafiken und Studien, deren wertvolle Arbeiten wesentlich zur Entstehung dieses Buches beigetragen haben.
Für weitere Informationen empfehle ich Ihnen, die verlinkten Quellen-Websites zu besuchen.

Alle Quellen wurden zuletzt aufgerufen am: 2024-12-20

[s1] - https://www.cdc.gov/mmwr/preview/mmwrhtml/rr5506a1.htm
Autor: Kay Johnson, MPH, Samuel F. Posner, PhD, Janis Biermann, MS, Jos F. Cordero, MD, Hani K. Atrash, MD, Christopher S. Parker, PhD, Sheree Boulet, DrPH, Michele G. Curtis, MD
Titel: Recommendations to Improve Preconception Health and Health Care --- United States
von: Centers for Disease Control and Prevention (CDC)
Webseite: CDC
Publisher: CDC

[s2] - https://medlineplus.gov/preconceptioncare.html
Titel: Preconception Care
von: National Library of Medicine
Erscheinungsdatum: July 18, 2024
Webseite: MedlinePlus
Publisher: U.S. Department of Health and Human Services

[s3] - https://www.ncbi.nlm.nih.gov/books/NBK555331/
Titel: Diabetes in pregnancy: management from preconception to the postnatal period
von: National Institute for Health and Care Excellence (NICE)
Erscheinungsdatum: 2020-12-16
Webseite: NCBI
Publisher: National Library of Medicine, National Institutes of Health

[s4] - https://hhs.iowa.gov/programs/programs-and-services/family-health/planning
Titel: Family Planning | Free Low-Cost Health Services for Iowans
von: Iowa Department of Health and Human Services
Webseite: Official State of Iowa Website

[s5] - https://www.floridahealth.gov/programs-and-services/womens-health/pregnancy/index.html
Titel: Pregnancy
von: Florida Department of Health
Webseite: Florida Department of Health

[s6] - https://www.canada.ca/en/public-health/services/pregnancy/preconception-health-before.html
Titel: Preconception health: health before pregnancy
von: Public Health Agency of Canada
Erscheinungsdatum: 2023-06-05
Webseite: Canada.ca
Publisher: Government of Canada

[s7] - https://www.betterhealth.vic.gov.au/health/servicesandsupport/pregnancy-tests-and-scans
Titel: Pregnancy tests and scans
von: Better Health Channel
Erscheinungsdatum: 2022-09-13
Webseite: Better Health Channel

[s8] - https://www.researchprotocols.org/2022/6/e33625/
Autor: Cheryce L Harrison, Bonnie R Brammall, Rhonda Garad, Helena Teede
Titel: OptimalMe Intervention for Healthy Preconception, Pregnancy, and Postpartum Lifestyles: Protocol for a Randomized Controlled Implementation Effectiveness Feasibility Trial
von: Monash University
Erscheinungsdatum: 2022-06-09
Webseite: JMIR Research Protocols
Publisher: JMIR Publications

[s9] - https://odphp.health.gov/myhealthfinder/pregnancy/nutrition-and-physical-activity/eat-healthy-during-pregnancy-quick-tips
Titel: Eat Healthy During Pregnancy: Quick Tips
von: U.S. Department of Health and Human Services
Erscheinungsdatum: May 19, 2023
Webseite: MyHealthfinder
Publisher: U.S. Department of Health and Human Services, Office of Disease Prevention and Health Promotion

[s10] - https://www.betterhealth.vic.gov.au/health/healthyliving/Conceiving-a-baby
Titel: Conceiving a baby
von: Better Health Channel
Erscheinungsdatum: 2023-02-24
Webseite: Better Health Channel
Publisher: Department of Health and Human Services, Victoria

[s11] - https://www.betterhealth.vic.gov.au/health/conditionsandtreatments/weight-fertility-and-pregnancy-health
Titel: Weight, fertility and pregnancy health
von: Better Health Channel
Erscheinungsdatum: 2023-10-11
Webseite: Better Health Channel

[s12] - https://pubmed.ncbi.nlm.nih.gov/38201984/
Autor: Bonnie R Brammall, Rhonda M Garad, Helena J Teede, Cheryce L Harrison **Titel:** Evaluating Preconception Health and Behaviour Change in Australian Women Planning a Pregnancy: The OptimalMe Program, a Digital Healthy Lifestyle Intervention with Remotely Delivered Coaching
von: Monash University and Monash Health **Erscheinungsdatum:** 2024-01-03
Webseite: pubmed.ncbi.nlm.nih.gov **Publisher:** Nutrients

[s13] - https://www.canada.ca/en/public-health/services/publications/healthy-living/maternity-newborn-care-guidelines-chapter-2.html
Autor: Elizabeth Shaw, MD, CCFP, FCFP **Titel:** Chapter 2: Preconception care
von: Public Health Agency of Canada **Erscheinungsdatum:** December 2017
Webseite: Canada.ca

[s14] - https://pubmed.ncbi.nlm.nih.gov/7477165/
Autor: A J Wilcox, C R Weinberg, D D Baird **Titel:** Timing of sexual intercourse in relation to ovulation. Effects on the probability of conception, survival of the pregnancy, and sex of the baby
von: National Institute of Environmental Health Sciences **Erscheinungsdatum:** 1995-12-07
Webseite: PubMed **Publisher:** New England Journal of Medicine

[s15] - https://www.yourfertility.org.au/everyone/timing
Autor: Dr Karin Hammarberg **Titel:** Timing for Conception
von: Fertility Coalition **Erscheinungsdatum:** 13122024
Webseite: Your Fertility

[s16] - https://www.fertilitysociety.com.au/wp-content/uploads/Understanding-ovulation-and-the-fertile-window.pdf
Titel: Understanding ovulation and the fertile window **von:** Your Fertility
Webseite: yourfertility.org.au **Publisher:** Australian Government Department of Health and the Victorian Government Department of Health and Human Services

[s17] - https://www.nhs.uk/conditions/periods/fertility-in-the-menstrual-cycle/
Titel: Periods and fertility in the menstrual cycle **von:** NHS
Erscheinungsdatum: 21 October 2023 **Webseite:** NHS

[s18] - https://www.nationalwomenshealth.adhb.govt.nz/womens-health-information/fertility/timing-for-conception/
Titel: Timing for Conception **von:** Auckland District Health Board
Webseite: National Womens Health

[s19] - https://www.med.unc.edu/timetoconceive/study-participant-resources/cervical-mucus-testing-information/
Titel: Cervical Mucus Monitoring **von:** UNC School of Medicine
Webseite: Time to Conceive

[s20] - https://pubmed.ncbi.nlm.nih.gov/12468181/
Autor: Joseph B Stanford, George L White, Harry Hatasaka **Titel:** Timing intercourse to achieve pregnancy: current evidence
Erscheinungsdatum: 2002-12 **Webseite:** PubMed
Publisher: Obstetrics Gynecology

[s21] - https://carolinasfertilityinstitute.com/the-importance-of-timing-in-getting-pregnant/
Titel: The Importance of Timing in Getting Pregnant **von:** Carolinas Fertility Institute
Erscheinungsdatum: August 16, 2021 **Webseite:** carolinasfertilityinstitute.com

[s22] - https://www.nhs.uk/conditions/periods/fertility-in-the-menstrual-cycle/
Titel: Periods and fertility in the menstrual cycle **von:** NHS
Erscheinungsdatum: 21 October 2023 **Webseite:** NHS

[s23] - https://www.fertilitysociety.com.au/wp-content/uploads/Understanding-ovulation-and-the-fertile-window.pdf
Titel: Understanding ovulation and the fertile window **von:** Your Fertility
Webseite: yourfertility.org.au **Publisher:** Australian Government Department of Health and the Victorian Government Department of Health and Human Services

[s24] - https://www.ncbi.nlm.nih.gov/books/NBK500020/
Autor: Dhanalakshmi K. Thiyagarajan; Hajira Basit; Rebecca Jeanmonod **Titel:** Physiology, Menstrual Cycle
von: StatPearls Publishing **Erscheinungsdatum:** 2024 Jan
Webseite: NCBI **Publisher:** StatPearls Publishing

[s25] - https://www.betterhealth.vic.gov.au/health/conditionsandtreatments/ovulation
Titel: Ovulation **von:** Department of Health, State Government of Victoria, Australia
Erscheinungsdatum: 2024 **Webseite:** Better Health Channel

[s26] - https://medlineplus.gov/ency/article/007015.htm
Autor: LaQuita Martinez, MD **Titel:** Pregnancy - identifying fertile days
von: A.D.A.M., Inc. **Erscheinungsdatum:** 2024-03-31
Webseite: MedlinePlus **Publisher:** National Library of Medicine

[s27] - https://www.jprobertsobgyn.com/blog/how-a-hormone-imbalance-affects-your-fertility
Autor: John Paul Roberts, MD **Titel:** How a Hormone Imbalance Affects Your Fertility
von: J. Roberts OBGYN **Webseite:** J. Roberts OBGYN

[s28] - https://www.urmc.rochester.edu/encyclopedia/content?ContentTypeID=167&ContentID=progesterone
Titel: Progesterone **von:** University of Rochester Medical Center
Webseite: URMC

[s29] - https://pubmed.ncbi.nlm.nih.gov/9455822/
Autor: D D Baird, A J Wilcox, C R Weinberg, F Kamel, D R McConnaughey, P I Musey, D C Collins **Titel:** Preimplantation hormonal differences between the conception and non-conception menstrual cycles of 32 normal women
von: National Institute of Environmental Health Sciences **Erscheinungsdatum:** 1997-12
Webseite: PubMed **Publisher:** Hum Reprod

[s30] - https://fertility.womenandinfants.org/blog/fertility-diet
Autor: Dr. Meghan C.H. Ozcan **Titel:** What Is the Optimal Fertility Diet?
von: Women and Infants Fertility Center **Erscheinungsdatum:** July 1, 2022
Webseite: Women and Infants

[s31] - https://pubmed.ncbi.nlm.nih.gov/36904180/
Autor: Klaudia Lakoma, Olha Kukharuk, Daniel Sliz **Titel:** The Influence of Metabolic Factors and Diet on Fertility
von: Medical University of Warsaw **Erscheinungsdatum:** 2023-02-27
Webseite: Nutrients

[s32] - https://pubmed.ncbi.nlm.nih.gov/29390148/
Autor: Dimitrios Karayiannis, Meropi D Kontogianni, Christina Mendorou, Minas Mastrominas, Nikos Yiannakouris **Titel:** Adherence to the Mediterranean diet and IVF success rate among non-obese women attempting fertility
von: Harokopio University **Erscheinungsdatum:** 2018-03-01
Webseite: pubmed.ncbi.nlm.nih.gov **Publisher:** Oxford University Press

[s33] - https://www.betterhealth.vic.gov.au/health/conditionsandtreatments/weight-fertility-and-pregnancy-health
Titel: Weight, fertility and pregnancy health **von:** Better Health Channel
Erscheinungsdatum: 2023-10-11 **Webseite:** Better Health Channel

[s34] - https://www.parents.com/getting-pregnant/fertility/what-to-eat-to-get-pregnant/
Autor: Holly Eagleson **Titel:** Whats the Best Fertility Diet When Trying to Get Pregnant?
von: Parents **Erscheinungsdatum:** June 26, 2024
Webseite: Parents **Publisher:** Dotdash Meredith

[s35] - https://www.ncbi.nlm.nih.gov/pmc/articles/PMC8591222/
Autor: Yujie Shang, Huifang Zhou, Ruohan He, Wentian Lu **Titel:** Dietary Modification for Reproductive Health in Women With Polycystic Ovary Syndrome: A Systematic Review and Meta-Analysis
Erscheinungsdatum: 2021-11-01 **Webseite:** NCBI
Publisher: Frontiers in Endocrinology

[s36] - https://www.shadygrovefertility.com/preconception-and-prenatal-vitamins/
Titel: Preconception and Prenatal Vitamins **von:** Shady Grove Fertility
Webseite: Shady Grove Fertility

[s37] - https://www.inovifertility.com/blog/nutrition-and-fertility-reproductive-health/
Titel: Nutrition and Fertility: The Impact of Diet on Reproductive Health **von:** Inovi Fertility
Erscheinungsdatum: August 27, 2024 **Webseite:** Inovi Fertility

[s38] - https://www.igls.net/en/benefits-of-a-healthy-lifestyle-for-fertility-keys-to-improving-your-reproductive-health/
Titel: Benefits of a Healthy Lifestyle for Fertility: Keys to Improving Your Reproductive Health **von:** IGLS
Webseite: IGLS

[s39] - https://www.uq.edu.au/news/article/2019/06/trying-conceive-it%E2%80%99s-exercise-fertility
Autor: Dr Gabriela Mena **Titel:** Trying to conceive? It's an exercise in fertility
von: The University of Queensland **Erscheinungsdatum:** 28 June 2019
Webseite: UQ News

[s40] - https://www.qnis.org.uk/blog/erics-blog/
Autor: Dr Zhong Eric Chen **Titel:** Physical activity before the first or next pregnancy
von: The Queens Nursing Institute Scotland **Erscheinungsdatum:** 26th January 2022
Webseite: QNIS

[s41] - https://www.inovifertility.com/blog/fertility-friendly-exercise-workouts-for-conceiving/
Titel: Fertility-Friendly Exercise Routines: Top Workouts for Conceiving **von:** Inovi Fertility
Erscheinungsdatum: October 28, 2024 **Webseite:** Inovi Fertility

[s42] - https://www.ncbi.nlm.nih.gov/pmc/articles/PMC10504528/
Autor: Wendy S Vitek, M.D., Fangbai Sun, M.P.H., Eden Cardozo, M.D., Kathleen M Hoeger, M.D., M.P.H., Karl R Hansen, M.D., Ph.D., Nanette Santoro, M.D., Heping Zhang, Ph.D., Richard S Legro, M.D. **Titel:** Moderate and increased physical activity is not detrimental to live birth rates among women with unexplained infertility and obesity
Erscheinungsdatum: 2023 Jun 24 **Webseite:** NCBI
Publisher: Fertility and Sterility Reports

[s43] - https://www.betterhealth.vic.gov.au/health/healthyliving/pregnancy-and-exercise
Titel: Pregnancy and exercise **von:** Better Health Channel
Erscheinungsdatum: 2002-12-09 **Webseite:** Better Health Channel

[s44] - https://www.nebraskamed.com/womens-health/pregnancy-birth/is-geriatric-pregnancy-high-risk
Autor: Teresa G Berg, MD **Titel:** Is geriatric pregnancy high risk?
von: Nebraska Medicine **Erscheinungsdatum:** 2022-11-22
Webseite: Nebraska Medicine **Publisher:** Nebraska Medicine

[s45] - https://www.ontariomidwives.ca/sites/default/files/2017-10/In-due-time-pregnancy-beyond-40-English.pdf
Autor: Association of Ontario Midwives **Titel:** In Due Time... Pregnancy Beyond 40 and Induction of Labour
Erscheinungsdatum: 2015 **Webseite:** Ontario Midwives

[s46] - https://www.nih.gov/news-events/news-releases/older-mothers-more-likely-younger-mothers-deliver-cesarean
Autor: Barbara Luke, Sc.D., M.P.H., R.N., R.D., Morton B. Brown, PhD **Titel:** Older Mothers More Likely Than Younger Mothers To Deliver By Cesarean
von: National Institutes of Health **Erscheinungsdatum:** March 8, 2007
Webseite: NIH **Publisher:** U.S. Department of Health Human Services

[s47] - https://bmcpregnancychildbirth.biomedcentral.com/articles/10.1186/s12884-017-1540-0
Autor: Kohei Ogawa, Kevin Y. Urayama, Shinji Tanigaki, Haruhiko Sago, Shoji Sato, Shigeru Saito, Naho Morisaki **Titel:** Association between very advanced maternal age and adverse pregnancy outcomes: a cross sectional Japanese study
von: BMC Pregnancy and Childbirth **Erscheinungsdatum:** 10 October 2017
Webseite: BMC Pregnancy and Childbirth **Publisher:** BioMed Central

[s48] - https://pubmed.ncbi.nlm.nih.gov/16949411/
Autor: Uma M Reddy, Chia-Wen Ko, Marian Willinger **Titel:** Maternal age and the risk of stillbirth throughout pregnancy in the United States
von: National Institute of Child Health and Human Development, National Institutes of Health, Department of Health and Human Services **Erscheinungsdatum:** 2006-09
Webseite: PubMed **Publisher:** Am J Obstet Gynecol

[s49] - https://pubmed.ncbi.nlm.nih.gov/30016194/
Autor: Sushila Arya, Zuber D Mulla, Sanja Kupesic Plavsic **Titel:** Outcomes of Women Delivering at Very Advanced Maternal Age
von: Texas Tech University Health Sciences Center El Paso **Erscheinungsdatum:** 2018-07-17
Webseite: PubMed **Publisher:** J Womens Health (Larchmt)

[s50] - https://orwh.od.nih.gov/sites/orwh/files/docs/ORWH_MMM_Booklet_93020_508c.pdf
Titel: Maternal Morbidity and Mortality: What Do We Know? How Are We Addressing It? **von:** National Institutes of Health (NIH)
Erscheinungsdatum: 2020 **Webseite:** www.nih.govwomenmaternalhealth
Publisher: U.S. Department of Health and Human Services

[s51] - https://sc.edu/study/colleges_schools/public_health/about/news/2023/nsf_grant_mann.php
Titel: New study examines pros, cons of advanced maternal age
von: University of South Carolina
Webseite: University of South Carolina

[s52] - https://www.who.int/news/item/07-11-2016-new-guidelines-on-antenatal-care-for-a-positive-pregnancy-experience
Autor: World Health Organization: WHO
Titel: New guidelines on antenatal care for a positive pregnancy experience
Erscheinungsdatum: 2016-11-07
Webseite: World Health Organization

[s53] - https://pubmed.ncbi.nlm.nih.gov/35201362/
Autor: Christopher P Moutos, Phuong Ly, Dean M Moutos, Shannon M Clark
Titel: Pregnancy After 40: Recommendations for Counseling, Evaluation, and Management From Preconception to Delivery
von: University of Texas Medical Branch at Galveston, Arkansas Fertility and Gynecology Associates
Erscheinungsdatum: 2022-02
Webseite: PubMed
Publisher: Obstet Gynecol Surv

[s54] - https://www.ncbi.nlm.nih.gov/pmc/articles/PMC7834900/
Autor: Seung-Ah Choe, Hyun-Joo Seol, Ji Young Kwon, Chan-Wook Park, Minhyoung Kim, Ji Yeon Lee, Min-A Kim, Han-Sung Hwang, Sunghun Na, Jae-Yoon Shim, Kunwoo Kim, Hyun Mee Ryu
Titel: Clinical Practice Guidelines for Prenatal Aneuploidy Screening and Diagnostic Testing from Korean Society of Maternal-Fetal Medicine: (1) Prenatal Aneuploidy Screening
von: Korean Society of Maternal-Fetal Medicine
Erscheinungsdatum: 2021-01-08
Webseite: NCBI
Publisher: The Korean Academy of Medical Sciences

[s55] - http://www.perinatalservicesbc.ca/Documents/Guidelines-Standards/Maternal/MaternityCarePathway.pdf
Autor: B.C. Perinatal Health Program
Titel: Maternity Care Pathway
Erscheinungsdatum: February 2010
Webseite: www.bcphp.ca

[s56] - https://www.ncbi.nlm.nih.gov/books/NBK537123/
Autor: Otto D. Umana; Elsa S. Vadakekut; Marco A. Siccardi
Titel: Antenatal Fetal Surveillance
von: StatPearls Publishing
Erscheinungsdatum: 2024 Jan-
Webseite: NCBI
Publisher: National Library of Medicine, National Institutes of Health

[s57] - https://www.healthquality.va.gov/guidelines/WH/up/VADoDPregnancyCPG4102018.pdf
Autor: Department of Veterans Affairs, Department of Defense
Titel: VADoD Clinical Practice Guideline for the Management of Pregnancy
Erscheinungsdatum: March 2018
Webseite: healthquality.va.gov

[s58] - https://www.yalemedicine.org/news/maternal-mortality-on-the-rise
Autor: Kathy Katella
Titel: Maternal Mortality Is on the Rise: 8 Things To Know
von: Yale Medicine
Erscheinungsdatum: 2023-05-22
Webseite: Yale Medicine

[s59] - https://www.healthquality.va.gov/guidelines/WH/up/VADoDPregnancyCPGClinicianSummary4102018.pdf
Autor: Department of Veterans Affairs, Department of Defense
Titel: VADoD Clinical Practice Guideline for the Management of Pregnancy - Clinician Summary
Erscheinungsdatum: March 2018
Webseite: healthquality.va.gov

[s60] - https://sc.edu/study/colleges_schools/public_health/about/news/2023/nsf_grant_mann.php
Titel: New study examines pros, cons of advanced maternal age
von: University of South Carolina
Webseite: University of South Carolina

[s61] - http://www.dcmetromaternity.com/too-old-to-have-a-baby-advanced-maternal-age/
Autor: Samantha Olivia
Titel: Dear Doula, Am I Too Old to Have a Baby?
von: DC Metro Maternity
Erscheinungsdatum: 2019-11-13
Webseite: DC Metro Maternity

[s62] - https://www.nature.com/articles/s41598-021-80968-4
Autor: Yoo-Na Kim, Dong-Woo Choi, Dong Seop Kim, Eun-Cheol Park, Ja-Young Kwon
Titel: Maternal age and risk of early neonatal mortality: a national cohort study
von: Nature Publishing Group
Erscheinungsdatum: 12 January 2021
Webseite: Nature
Publisher: Scientific Reports

[s63] - https://www.rcog.org.uk/media/lp4n13jn/sip_34.pdf
Autor: Ms MK Dhanjal FRCOG, Ms A Kenyon MRCOG
Titel: Induction of Labour at Term in Older Mothers
von: Royal College of Obstetricians and Gynaecologists
Erscheinungsdatum: February 2013
Webseite: RCOG

[s64] - https://www.parents.com/pregnant-at-40-8639054
Autor: Robin Elise Weiss, PhD, MPH
Titel: How to Have a Healthy Pregnancy in Your 40s
von: Parents
Erscheinungsdatum: August 2, 2024
Webseite: Parents

[s65] - https://www.ncbi.nlm.nih.gov/books/NBK576409/
Autor: Meaghan Jain; Manvinder Singh
Titel: Assisted Reproductive Technology (ART) Techniques
von: National Library of Medicine, National Institutes of Health
Erscheinungsdatum: 2024-01
Webseite: NCBI Bookshelf
Publisher: StatPearls Publishing

[s66] - https://www.parents.com/getting-pregnant/infertility/treatments/hormone-imbalance-and-pregnancy/
Autor: Christin Perry
Titel: How Hormonal Imbalance Can Impact Fertility (And What You Can Do About It)
von: Parents
Erscheinungsdatum: September 19, 2023
Webseite: Parents
Publisher: Dotdash Meredith

[s67] - https://gremjournal.com/journal/0203-2022/female-infertility-as-a-result-of-stress-related-hormonal-changes/
Autor: Andrzej Lewinski, Maria Brzozowska
Titel: Female infertility as a result of stress-related hormonal changes
von: Polish Mother's Memorial Hospital - Research Institute
Erscheinungsdatum: 2022-02
Webseite: GREM - Gynecological and Reproductive Endocrinology Metabolism

[s68] - https://www.betterhealth.vic.gov.au/health/conditionsandtreatments/weight-fertility-and-pregnancy-health
Titel: Weight, fertility and pregnancy health
von: Better Health Channel
Erscheinungsdatum: 2023-10-11
Webseite: Better Health Channel

[s69] - https://www.betterhealth.vic.gov.au/health/healthyliving/Conceiving-a-baby
Titel: Conceiving a baby **von:** Better Health Channel
Erscheinungsdatum: 2023-02-24 **Webseite:** Better Health Channel
Publisher: Department of Health and Human Services, Victoria

[s70] - https://www.ncbi.nlm.nih.gov/books/NBK279043/
Autor: Melanie Nana, Catherine Williamson **Titel:** Pituitary and Adrenal Disorders of Pregnancy
von: MDText.com, Inc. **Erscheinungsdatum:** October 11, 2022
Webseite: NCBI Bookshelf **Publisher:** National Library of Medicine, National I nstitutes of Health

[s71] - https://www.cancer.gov/about-cancer/causes-prevention/risk/hormones/reproductive-history-fact-sheet
Titel: Reproductive History and Cancer Risk **von:** National Cancer Institute
Webseite: cancer.gov **Publisher:** U.S. Department of Health and Human Serv ices

[s72] - https://www.who.int/news-room/fact-sheets/detail/infertility
Autor: World Health Organization **Titel:** Infertility
Erscheinungsdatum: 22 May 2024 **Webseite:** World Health Organization

[s73] - https://www.ncbi.nlm.nih.gov/pmc/articles/PMC6521092/
Autor: Adina Y Lang, Cheryce L Harrison, Jacqueline A Boyle **Titel:** Preconception Lifestyle and Weight-Related Behaviors by Maternal Body Mass Index: A Cross-Sectional Study of Pregnant Women
von: Monash University **Erscheinungsdatum:** 2019-03-31
Webseite: NCBI **Publisher:** MDPI

[s74] - https://medlineplus.gov/ency/patientinstructions/000603.htm
Titel: Managing your weight gain during pregnancy **von:** A.D.A.M., Inc.
Erscheinungsdatum: 11212022 **Webseite:** MedlinePlus
Publisher: National Library of Medicine

[s75] - https://www.nature.com/articles/s41598-017-00441-z
Autor: Miao Miao, Mei Dai, Yue Zhang, Fang Sun, Xirong Guo, Guiju Sun **Titel:** Influence of maternal overweight, obesity and gestational weight gain on the perinatal out comes in women with gestational diabetes mellitus
von: Nanjing Medical University **Erscheinungsdatum:** 22 March 2017
Webseite: Nature **Publisher:** Scientific Reports

[s76] - https://pilotfeasibilitystudies.biomedcentral.com/articles/10.1186/s40814-018-0241-4
Autor: Nicola Heslehurst, Judith Rankin, Catherine McParlin, Falko F. Sniehotta, Denise Howel, Stephen Rice, Elaine McColl **Titel:** GestationaL Obesity Weight management: I mplementation of National Guidelines (GL OWING): a pilot cluster randomised controlled trial of a guideline implementation intervention for the management of maternal obesity by midwives
Erscheinungsdatum: 09 February 2018 **Webseite:** Pilot and Feasibility Studies
Publisher: BMC

[s77] - https://medlineplus.gov/ency/patientinstructions/000586.htm
Autor: Linda J. Vorvick, MD **Titel:** Losing weight after pregnancy
von: A.D.A.M., Inc. **Erscheinungsdatum:** 10132023
Webseite: MedlinePlus **Publisher:** National Library of Medicine

[s78] - https://pilotfeasibilitystudies.biomedcentral.com/articles/10.1186/s40814-024-01450-2
Autor: Nicola Heslehurst, Catherine McParlin, Falko F. Sniehotta, Judith Rankin, Lisa Crowe, Elai ne McColl **Titel:** The Gestational Obesity Weight Management: Implementation of National Guidelines (GLOWING) study: a pilot cluster randomised controlled trial
von: BMC (BioMed Central) **Erscheinungsdatum:** 01 March 2024
Webseite: Pilot and Feasibility Studies **Publisher:** BMC

[s79] - https://www.nhs.uk/pregnancy/keeping-well/exercise/
Titel: Exercise in Pregnancy **von:** NHS
Webseite: NHS

[s80] - https://www.cdc.gov/physicalactivity/basics/pdfs/pa-pregnant-and-postpartum-women-508.pdf
Titel: Physical Activity Recommendations for Pr egnant and Postpartum Women **von:** Centers for Disease Control and Prevention (CDC)
Webseite: Centers for Disease Control and Prevention

[s81] - https://bmcsportsscimedrehabil.biomedcentral.com/articles/10.1186/s13102-022-00524-z
Autor: Leona Cilar Budler, Marko Budler **Titel:** Physical activity during pregnancy: a sy stematic review for the assessment of current evidence with future recommendations
von: BMC Sports Science, Medicine and Rehabil itation **Erscheinungsdatum:** 16 July 2022
Webseite: BMC Sports Science, Medicine and Rehabil itation **Publisher:** BMC

[s82] - https://www.betterhealth.vic.gov.au/health/healthyliving/pregnancy-and-exercise
Titel: Pregnancy and exercise **von:** Better Health Channel
Erscheinungsdatum: 2002-12-09 **Webseite:** Better Health Channel

[s83] - https://pubmed.ncbi.nlm.nih.gov/12054385/
Autor: W Brown **Titel:** The benefits of physical activity during pregnancy
Erscheinungsdatum: 2002-03 **Webseite:** PubMed
Publisher: J Sci Med Sport

[s84] - https://www.canada.ca/en/health-canada/services/food-nutrition/healthy-eating/healthy-weights/prenatal-guidelines-professionals-gestational-w eight-gain.html
Autor: Health Canada **Titel:** Prenatal Nutrition Guidelines for Health Professionals: Gestational Weight Gain
Webseite: Canada.ca

[s85] - https://odphp.health.gov/myhealthfinder/pregnancy/nutrition-and-physical-activity/eat-healthy-during-pregnancy-quick-tips
Titel: Eat Healthy During Pregnancy: Quick Tips **von:** U.S. Department of Health and Human Serv ices
Erscheinungsdatum: May 19, 2023 **Webseite:** MyHealthfinder
Publisher: Office of Disease Prevention and Health Promotion

[s86] - https://www.canada.ca/content/dam/hc-sc/migration/hc-sc/fn-an/alt_formats/hpfb-dgpsa/pdf/pubs/folate-eng.pdf
Autor: Health Canada **Titel:** Prenatal Nutrition Guidelines for Health Professionals: Folate Contributes to a Healthy Pregnancy
Erscheinungsdatum: 2009 **Webseite:** Canada.ca
Publisher: Her Majesty the Queen in Right of Canada, represented by the Minister of Health Canada

[s87] - https://www.urmc.rochester.edu/encyclopedia/content.aspx?ContentTypeID=90&ContentID=P02479
Titel: Nutrition Before Pregnancy **von:** University of Rochester Medical Center (URMC)
Webseite: URMC Health Encyclopedia

[s88] - https://www.nhs.uk/pregnancy/keeping-well/vitamins-supplements-and-nutrition/
Titel: Vitamins, supplements and nutrition in pregnancy **von:** NHS
Erscheinungsdatum: 2023-09-01 **Webseite:** NHS

[s89] - https://www.dietaryguidelines.gov/sites/default/files/2021-12/DGA_Pregnancy_FactSheet-508c.pdf
Titel: Build a Healthy Eating Routine When You're Pregnant or Breastfeeding **von:** Office of Disease Prevention and Health Promotion
Webseite: Dietary Guidelines for Americans

[s90] - https://www.who.int/news-room/fact-sheets/detail/physical-activity
Autor: World Health Organization: WHO **Titel:** Physical activity
Erscheinungsdatum: 26 June 2024 **Webseite:** World Health Organization

[s91] - https://pubmed.ncbi.nlm.nih.gov/32217980/
Autor: ACOG Committee **Titel:** Physical Activity and Exercise During Pregnancy and the Postpartum Period: ACOG Committee Opinion, Number 804
Erscheinungsdatum: 2020-04 **Webseite:** pubmed.ncbi.nlm.nih.gov
Publisher: Obstetrics Gynecology

[s92] - https://www.cdc.gov/physicalactivity/basics/pdfs/pa-pregnant-and-postpartum-women-508.pdf
Titel: Physical Activity Recommendations for Pregnant and Postpartum Women **von:** Centers for Disease Control and Prevention (CDC)
Webseite: Centers for Disease Control and Prevention

[s93] - https://odphp.health.gov/sites/default/files/2019-09/Physical_Activity_Guidelines_2nd_edition_Presentation.pdf
Titel: Physical Activity Guidelines for Americans, 2nd edition **von:** U.S. Department of Health and Human Services
Erscheinungsdatum: 2018 **Webseite:** health.gov

[s94] - https://odphp.health.gov/myhealthfinder/pregnancy/nutrition-and-physical-activity/stay-active-during-pregnancy-quick-tips
Titel: Stay Active During Pregnancy: Quick Tips **von:** U.S. Department of Health and Human Services
Erscheinungsdatum: March 13, 2024 **Webseite:** MyHealthfinder
Publisher: U.S. Department of Health and Human Services

[s95] - https://www.nhs.uk/pregnancy/keeping-well/exercise/
Titel: Exercise in pregnancy **von:** NHS
Erscheinungsdatum: 25 January 2023 **Webseite:** NHS

[s96] - https://www.ncbi.nlm.nih.gov/pmc/articles/PMC8524738/
Autor: Lauren R Rudin, Leslie Dunn, Kaitlyn Lyons, Jill Livingston, Molly E Waring, Linda S Pescatello **Titel:** Professional Exercise Recommendations for Healthy Women Who Are Pregnant: A Systematic Review
von: University of Connecticut, Central Connecticut State University, Wesleyan University **Erscheinungsdatum:** 2021-09-20
Webseite: NCBI **Publisher:** Mary Ann Liebert, Inc.

[s97] - https://www.betterhealth.vic.gov.au/health/healthyliving/pregnancy-and-exercise
Titel: Pregnancy and exercise **von:** Better Health Channel
Erscheinungsdatum: 2002-12-09 **Webseite:** Better Health Channel

[s98] - https://pubmed.ncbi.nlm.nih.gov/32717974/
Autor: Magdalena Smyka, Katarzyna Kosinska-Kaczynska, Nicole Sochacki-Wojcicka, Magdalena Zgliczynska, Miroslaw Wialgos **Titel:** Sleep Problems in Pregnancy-A Cross-Sectional Study in over 7000 Pregnant Women in Poland
von: Medical University of Warsaw, The Center of Postgraduate Medical Education **Erscheinungsdatum:** 2020-07-23
Webseite: PubMed **Publisher:** Int J Environ Res Public Health

[s99] - https://www.nhs.uk/pregnancy/related-conditions/common-symptoms/tiredness/
Titel: Tiredness and sleep problems in pregnancy **von:** NHS
Erscheinungsdatum: 25 January 2023 **Webseite:** NHS

[s100] - https://medlineplus.gov/ency/patientinstructions/000559.htm
Autor: John D. Jacobson, MD **Titel:** Problems sleeping during pregnancy
von: A.D.A.M., Inc. **Erscheinungsdatum:** 2024-05-14
Webseite: MedlinePlus **Publisher:** National Library of Medicine

[s101] - https://www.ncbi.nlm.nih.gov/pmc/articles/PMC5482577/
Autor: Galit Levi Dunietz, Lynda D Lisabeth, Kerby Shedden, Q Afifa Shamim-Uzzaman, Alexandra S Bullough, Mark C Chames, Marc F Bowden, Louise M OBrien **Titel:** Restless Legs Syndrome and Sleep-Wake Disturbances in Pregnancy
von: University of Michigan **Erscheinungsdatum:** 2017-07-15
Webseite: NCBI **Publisher:** American Academy of Sleep Medicine

[s102] - https://www.nature.com/articles/s41598-021-81681-y
Autor: Marion I. van den Heuvel, Jasmine L. Hect, Benjamin L. Smarr, Tamara Qawasmeh, Lance J. Kriegsfeld, Jeanne Barcelona, Kowsar E. Hijazi, Moriah E. Thomason **Titel:** Maternal stress during pregnancy alters fetal cortico-cerebellar connectivity in utero and increases child sleep problems after birth
von: Nature Publishing Group **Erscheinungsdatum:** 26 January 2021
Webseite: Nature **Publisher:** Scientific Reports

[s103] - https://www.betterhealth.vic.gov.au/health/healthyliving/pregnancy-stages-and-changes
Titel: Pregnancy stages and changes **von:** Better Health Channel
Erscheinungsdatum: 2016-11-03 **Webseite:** Better Health Channel

[s104] - https://www.nct.org.uk/information/pregnancy/wellbeing-and-lifestyle-pregnancy/emotions-during-pregnancy
Titel: Emotions during pregnancy **von:** NCT (National Childbirth Trust)
Webseite: NCT

[s105] - https://www.womenandinfants.org/services/behavioral-health
Titel: Behavioral Health Services for Women Infants **von:** Women Infants Hospital
Webseite: Women Infants Hospital

[s106] - https://bmcpsychology.biomedcentral.com/articles/10.1186/s40359-020-00410-8
Autor: Nazeema Zainura Isaacs, Michelle Glenda Andipatin
Titel: A systematic review regarding women's emotional and psychological experiences of high-risk pregnancies
von: BMC Psychology
Erscheinungsdatum: 2020-05-03
Webseite: BMC Psychology
Publisher: BMC

[s107] - https://www.nhs.uk/pregnancy/keeping-well/mental-health/
Titel: Mental health in pregnancy
von: NHS
Webseite: NHS

[s108] - https://www.nature.com/articles/s41380-024-02449-0
Autor: Yao Wu, Josepheen De Asis-Cruz, Catherine Limperopoulos
Titel: Brain structural and functional outcomes in the offspring of women experiencing psychological distress during pregnancy
von: Nature Publishing Group
Erscheinungsdatum: 2024-02-28
Webseite: Nature
Publisher: Molecular Psychiatry

[s109] - https://www.betterhealth.vic.gov.au/health/healthyliving/Pregnancy-and-your-mental-health
Titel: Pregnancy and your mental health
von: Better Health Channel
Erscheinungsdatum: 2016-11-04
Webseite: Better Health Victoria

[s110] - https://www.nhs.uk/mental-health/conditions/post-natal-depression/overview/
Titel: Overview - Postnatal Depression
von: NHS
Erscheinungsdatum: 4 August 2022
Webseite: NHS

[s111] - https://pubmed.ncbi.nlm.nih.gov/28086827/
Autor: Jenny McLeish, Maggie Redshaw
Titel: Mothers accounts of the impact on emotional wellbeing of organised peer support in pregnancy and early parenthood: a qualitative study
Erscheinungsdatum: 2017-01-13
Webseite: BMC Pregnancy Childbirth

[s112] - https://www.ncbi.nlm.nih.gov/pmc/articles/PMC8011495/
Autor: Tommaso Trombetta, Maura Giordano, Fabrizio Santoniccolo, Laura Vismara, Anna Maria Della Vedova, Luca Roll
Titel: Pre-natal Attachment and Parent-To-Infant Attachment: A Systematic Review
von: University of Torino, University of Cagliari, University of Brescia
Erscheinungsdatum: 2021-03-17
Webseite: NCBI
Publisher: Frontiers in Psychology

[s113] - https://www.ncbi.nlm.nih.gov/pmc/articles/PMC6751623/
Autor: Henrika Pulliainen, Hannakaisa Niela-Viln, Eeva Ekholm, Sari Ahlqvist-Bjrkroth
Titel: Experiences of interactive ultrasound examination among women at risk of preterm birth: a qualitative study
Erscheinungsdatum: 2019-09-18
Webseite: NCBI
Publisher: BMC Pregnancy and Childbirth

[s114] - https://pubmed.ncbi.nlm.nih.gov/21441544/
Autor: C A McMahon, J Boivin, F L Gibson, K Hammarberg, K Wynter, D Saunders, J Fisher
Titel: Age at first birth, mode of conception and psychological wellbeing in pregnancy: findings from the parental age and transition to parenthood Australia (PATPA) study
von: Macquarie University
Erscheinungsdatum: 2011-03-25
Webseite: PubMed
Publisher: Hum Reprod

[s115] - https://bmcpsychology.biomedcentral.com/articles/10.1186/s40359-024-02024-w
Autor: Maria Rita Infurna, Leonardo Fazio, Eleonora Bevacqua, Giulia Costanzo, Giorgio Falgares, Antonio Maiorana, Francesca Giannone, Linda Antonella Antonucci
Titel: Understanding the relationship between childhood emotional abuse and neglect and psychological distress in pregnant women: the role of prenatal attachment
von: BMC Psychology
Erscheinungsdatum: 01 October 2024
Webseite: BMC Psychology
Publisher: BMC

[s116] - https://www.lidsen.com/journals/icm/icm-09-01-001
Autor: Antonella Sansone, Peta Stapleton, Alan Patching, Zoe Lawrence
Titel: Participation in an Online Prenatal Mindfulness-Relationship-Based (PMRB) Program: Outcomes for Maternal Mindfulness, Mental Health, Interoception, and Mother-Infant Relationship during Pregnancy and Post-Partum
von: LIDSEN Publishing Inc.
Erscheinungsdatum: January 02, 2024
Webseite: LIDSEN Publishing
Publisher: LIDSEN Publishing Inc.

[s117] - https://bmcpsychology.biomedcentral.com/articles/10.1186/s40359-023-01092-8
Autor: Cathy Stoodley, Lois McKellar, Tahereh Ziaian, Mary Steen, Jennifer Fereday, Ian Gwilt
Titel: The role of midwives in supporting the development of the mother-infant relationship: a scoping review
von: BMC Psychology
Erscheinungsdatum: 2023-03-14
Webseite: BMC Psychology
Publisher: BioMed Central

[s118] - https://link.springer.com/article/10.1007/s10578-022-01398-5
Autor: E. Rusanen, A. R. Lahikainen, E. Vierikko, P. Plkki, E. J. Paavonen
Titel: A Longitudinal Study of Maternal Postnatal Bonding and Psychosocial Factors that Contribute to Social-Emotional Development
von: Springer
Erscheinungsdatum: 23 July 2022
Webseite: SpringerLink
Publisher: Springer

[s119] - https://pubmed.ncbi.nlm.nih.gov/32349685/
Autor: Patricia Leahy-Warren, Chelsea Coleman, Roisin Bradley, Helen Mulcahy
Titel: The experiences of mothers with preterm infants within the first-year post discharge from NICU: social support, attachment and level of depressive symptoms
von: University College Cork
Erscheinungsdatum: 2020-04-29
Webseite: BMC Pregnancy Childbirth

[s120] - https://www.betterhealth.vic.gov.au/health/healthyliving/postnatal-depression-pnd
Titel: Postnatal Depression (PND)
von: Better Health Channel
Erscheinungsdatum: 2022-06-16
Webseite: Better Health Channel

[s121] - https://pubmed.ncbi.nlm.nih.gov/38402661/
Autor: Miriam S Johnson, Nora Skjerdingstad, Omid V Ebrahimi, Asle Hoffart, Sverre Urnes Johnson
Titel: Fear of giving birth alone: Experiences of psychological distress, symptoms of anxiety and depression, and coping strategies of childbearing women during COVID-19
von: Elsevier Ltd
Erscheinungsdatum: 2024 Feb 12
Webseite: PubMed
Publisher: Elsevier Ltd

[s122] - https://www.ncbi.nlm.nih.gov/books/NBK570470/
Autor: An HTA Report
Titel: Fear of childbirth, depression and anxiety during pregnancy: A systematic review and assessment of medical, economic, social and ethical aspects
von: Swedish Agency for Health Technology Assessment and Assessment of Social Services (SBU)
Erscheinungsdatum: 2021-02-25
Webseite: NCBI
Publisher: National Library of Medicine, National Institutes of Health

[s123] - https://www.betterhealth.vic.gov.au/health/healthyliving/pregnancy-stages-and-changes
Titel: Pregnancy stages and changes
von: Better Health Channel
Erscheinungsdatum: 2016-11-03
Webseite: Better Health Channel

[s124] - https://www.ncbi.nlm.nih.gov/pmc/articles/PMC7709774/
Autor: Nahid Golmakani, Mahboobeh Gholami, Fatemeh Shaghaghi, Hadise Safinejad, Zahra Kamali, Zahra Mohebbi-Dehnavi
Titel: Relationship between fear of childbirth and the sense of cohesion with the attachment of pregnant mothers to the fetus
von: Mashhad University of Medical Sciences, Neyshabur University of Medical Sciences, Gonabad University of Medical Sciences, Islamic Azad University, Isfahan University of Medical Sciences
Erscheinungsdatum: 2020-10-30
Webseite: NCBI
Publisher: Journal of Education and Health Promotion

[s125] - https://pubmed.ncbi.nlm.nih.gov/31927695/
Autor: Freya Thiel, Laura Iffland, Filip Drozd, Silje Marie Haga, Julia Martini, Kerstin Weidner, Malin Eberhard-Gran, Susan Garthus-Niegel
Titel: Specific relations of dimensional anxiety and manifest anxiety disorders during pregnancy with difficult early infant temperament: a longitudinal cohort study
von: Technische Universitt Dresden, Akershus University Hospital, University of Oslo, Norwegian Institute of Public Health
Erscheinungsdatum: 2020-01-11
Webseite: PubMed
Publisher: Arch Womens Ment Health

[s126] - https://www.ncbi.nlm.nih.gov/pmc/articles/PMC5383417/
Autor: Gabriel D Shapiro, Jean R Sguin, Gina Muckle, Patricia Monnier, William D Fraser
Titel: Previous pregnancy outcomes and subsequent pregnancy anxiety in a Quebec prospective cohort
von: McGill University, CHU Sainte-Justine Research Centre, Universit de Montral, Centre de Recherche du Centre hospitalier universitaire de Qubec, Universit Laval, Universit de Sherbrooke
Erscheinungsdatum: 2017-01-12
Webseite: NCBI
Publisher: J Psychosom Obstet Gynaecol

[s127] - https://www.europeanjournalofmidwifery.eu/Anxiety-and-depressive-symptoms-in-women-with-fear-of-birth-A-longitudinal-cohort,138941,0,2.html
Autor: Ingegerd Hildingsson, Johanna Nilsson, Elida Merio, Birgitta Larsson
Titel: Anxiety and depressive symptoms in women with fear of birth: A longitudinal cohort study
von: Uppsala University, Mid Sweden University, Sophiahemmet University College
Erscheinungsdatum: 2021-08-03
Webseite: European Journal of Midwifery

[s128] - https://www.nhs.uk/pregnancy/keeping-well/exercise/
Titel: Exercise in Pregnancy
von: NHS
Webseite: NHS

[s129] - https://link.springer.com/article/10.1007/s00404-024-07653-5
Autor: Gonca Buran, Serap Erim Avci
Titel: The effect of pregnancy pilates-assisted childbirth preparation training on urinary incontinence and birth outcomes: a randomized-controlled study
von: Springer
Erscheinungsdatum: 31 July 2024
Webseite: SpringerLink
Publisher: Archives of Gynecology and Obstetrics

[s130] - https://myhealth.alberta.ca/Health/pages/conditions.aspx?hwid=tn7421
von: Alberta Health Services
Webseite: MyHealth Alberta

[s131] - https://ijspt.scholasticahq.com/article/37863-maximizing-recovery-in-the-postpartum-period-a-timeline-for-rehabilitation-from-pregnancy-through-return-to-sport
Autor: Rachel Selman, Kate Early, Brianna Battles, Misty Seidenburg, Elizabeth Wendel, Susan Westerlund
Titel: Maximizing Recovery in the Postpartum Period: A Timeline for Rehabilitation from Pregnancy through Return to Sport
Erscheinungsdatum: October 01, 2022
Webseite: IJSPT

[s132] - https://pubmed.ncbi.nlm.nih.gov/29103415/
Autor: Hilal Yuksel, Yasemin Cayir, Zahide Kosan, Kenan Tastan
Titel: Effectiveness of breathing exercises during the second stage of labor on labor pain and duration: a randomized controlled trial
von: Ataturk University Faculty of Medicine
Erscheinungsdatum: 2017-11
Webseite: ClinicalTrials.gov
Publisher: J Integr Med

[s133] - https://unmhealth.org/services/womens-health/maternity/birth-companions/
Titel: Birth Companions
von: UNM Health
Webseite: UNM Health

[s134] - https://www.ncbi.nlm.nih.gov/pmc/articles/PMC6886325/
Autor: Dan Liu, Wan-Liang Hu
Titel: SLK Triple Therapy Improves Maternal and Fetal Status and Promotes Postpartum Pelvic Floor Function in Chinese Primiparous Women
von: Jinggangshan University
Erscheinungsdatum: 2019 Nov 24
Webseite: NCBI
Publisher: Med Sci Monit

[s135] - https://every-mother.com/empower/why-is-prenatal-exercise-important
Titel: Why is Prenatal Exercise Important?
von: Every Mother
Erscheinungsdatum: February 16, 2022
Webseite: Every Mother

[s136] - https://www.nhs.uk/pregnancy/keeping-well/exercise/
Titel: Exercise in pregnancy
von: NHS
Erscheinungsdatum: 25 January 2023
Webseite: NHS

[s137] - https://www.shape.com/fitness/workouts/prenatal-exercises-prepare-body-childbirth
Autor: Krissy Brady
Titel: The Top 5 Exercises Every Pregnant Person Should Do
von: Shape
Erscheinungsdatum: September 27, 2022
Webseite: Shape
Publisher: Dotdash Meredith

[s138] - https://www.parents.com/pregnancy/my-body/fitness/exercises-to-help-you-prepare-for-childbirth/
Autor: Kathi Valeii **Titel:** The Best Exercises to Prepare for Labor
von: Parents **Erscheinungsdatum:** January 30, 2024
Webseite: Parents

[s139] - https://www.betterhealth.vic.gov.au/health/healthyliving/pregnancy-and-exercise
Titel: Pregnancy and exercise **von:** Better Health Channel
Erscheinungsdatum: 2002-12-09 **Webseite:** Better Health Channel

[s140] - https://bmcpregnancychildbirth.biomedcentral.com/articles/10.1186/1471-2393-13-154
Autor: Maria Amlia Miquelutti, Jos Guilherme Cecatti, Maria Yolanda Makuch **Titel:** Evaluation of a birth preparation program on lumbopelvic pain, urinary incontinence, anxiety and exercise: a randomized controlled trial
Erscheinungsdatum: 29 July 2013 **Webseite:** BMC Pregnancy and Childbirth
Publisher: BMC

[s141] - https://pubmed.ncbi.nlm.nih.gov/23895188/
Autor: Maria Amlia Miquelutti, Jos Guilherme Cecatti, Maria Yolanda Makuch **Titel:** Evaluation of a birth preparation program on lumbopelvic pain, urinary incontinence, anxiety and exercise: a randomized controlled trial
Erscheinungsdatum: 2013-07-29 **Webseite:** BMC Pregnancy Childbirth

[s142] - https://www.ncbi.nlm.nih.gov/books/NBK513238/
Autor: Samantha K. Norelli; Ashley Long; Jeffrey M. Krepps **Titel:** Relaxation Techniques
von: StatPearls Publishing **Erscheinungsdatum:** 2024 Jan-
Webseite: NCBI **Publisher:** National Library of Medicine, National Institutes of Health

[s143] - https://www.nhs.uk/mental-health/self-help/guides-tools-and-activities/breathing-exercises-for-stress/
Titel: Breathing exercises for stress **von:** NHS
Webseite: NHS

[s144] - https://drahmadinia.com/pain-management-techniques-for-natural-childbirth/
Autor: Dr. Mohammad Reza Ahmadinia, M.D. **Titel:** Pain Management Techniques for Natural Childbirth
von: Drahmadinia **Erscheinungsdatum:** 02 Aug
Webseite: drahmadinia.com

[s145] - https://www.nwh.org/patient-guides-and-forms/maternity-guide/maternity-chapter-3/comfort-measures-during-labor-and-delivery-non-pharmacological-methods
Titel: Nonpharmacologic Labor Pain Management **von:** Newton-Wellesley Hospital
Webseite: nwh.org

[s146] - https://www.ncbi.nlm.nih.gov/pmc/articles/PMC9914291/
Autor: Guido G Urizar Jr, Joshua Murillo, Karissa Miller **Titel:** Factors Associated with Prenatal Health Behaviors among Low-Income, Ethnic Minority Women
von: California State University **Erscheinungsdatum:** 2023-01-17
Webseite: NCBI **Publisher:** MDPI

[s147] - https://www.europeanjournalofmidwifery.eu/Evaluation-of-a-short-in-person-and-online-antenatal-educational-intervention-for,175927,0,2.html
Autor: Maria A. Heim, Maria Y. Makuch **Titel:** Evaluation of a short in-person and online antenatal educational intervention for high-risk pregnant women linked to antenatal consultation
Erscheinungsdatum: 2024-01-18 **Webseite:** European Journal of Midwifery

[s148] - https://pediatrics.jmir.org/2023/1/e53933/
Autor: Donna Balsam, Dawn T Bounds, Amir M Rahmani, Adeline Nyamathi **Titel:** Evaluating the Impact of an App-Delivered Mindfulness Meditation Program to Reduce Stress and Anxiety During Pregnancy: Pilot Longitudinal Study
von: JMIR Publications **Erscheinungsdatum:** 2023-12-25
Webseite: JMIR Pediatrics and Parenting **Publisher:** JMIR Publications

[s149] - https://pilotfeasibilitystudies.biomedcentral.com/articles/10.1186/s40814-021-00860-w
Autor: S. Skovbjerg, D. Birk, S. Bruggisser, A. L. A. Wolf, L. Fjorback **Titel:** Mindfulness-based stress reduction adapted to pregnant women with psychosocial vulnerabilitiesa protocol for a randomized feasibility study in a Danish hospital-based outpatient setting
von: Copenhagen University Hospital, Amager and Hvidovre **Erscheinungsdatum:** 2021-06-03
Webseite: Pilot and Feasibility Studies **Publisher:** BMC

[s150] - https://www.betterhealth.vic.gov.au/health/healthyliving/breathing-to-reduce-stress
Titel: Breathing to Reduce Stress **von:** Department of Health, State Government of Victoria
Webseite: Better Health Channel

[s151] - https://bmcpregnancychildbirth.biomedcentral.com/articles/10.1186/s12884-017-1319-3
Autor: Larissa G. Duncan, Michael A. Cohn, Maria T. Chao, Joseph G. Cook, Jane Riccobono, Nancy Bardacke **Titel:** Benefits of preparing for childbirth with mindfulness training: a randomized controlled trial with active comparison
von: BMC Pregnancy and Childbirth **Erscheinungsdatum:** 12 May 2017
Webseite: BMC Pregnancy and Childbirth **Publisher:** BioMed Central

[s152] - https://www.ncbi.nlm.nih.gov/pmc/articles/PMC4160533/
Autor: Christine M Guardino, Christine Dunkel Schetter, Julienne E Bower, Michael C Lu, Susan L Smalley **Titel:** Randomized Controlled Pilot Trial of Mindfulness Training for Stress Reduction during Pregnancy
von: University of California, Los Angeles **Erscheinungsdatum:** 2013-11-01
Webseite: NCBI **Publisher:** Psychology Health

[s153] - https://pubmed.ncbi.nlm.nih.gov/31601170/
Autor: Wan-Lin Pan, Chiung-Wen Chang, Shin-Ming Chen, Meei-Ling Gau **Titel:** Assessing the effectiveness of mindfulness-based programs on mental health during pregnancy and early motherhood - a randomized control trial
von: Taiwan Adventist Hospital **Erscheinungsdatum:** 2019-10-10
Webseite: BMC Pregnancy Childbirth

[s154] - https://bmccomplementmedtherapies.biomedcentral.com/articles/10.1186/s12906-023-04194-3
Autor: I, II, I, I, I
Titel: The effect of an adapted Mindfulness-Based Stress Reduction program on mental health, maternal bonding and birth outcomes in psych osocially vulnerable pregnant women: a study protocol for a randomized controlled trial in a Danish hospital-based outpatient setting
von: BMC Complementary Medicine and Therapies
Erscheinungsdatum: 14 October 2023
Webseite: BMC Complementary Medicine and Therapies
Publisher: BMC

[s155] - https://reproductive-health-journal.biomedcentral.com/articles/10.1186/s12978-024-01844-8
Autor: Zohreh Alizadeh-Dibazari, Fatemeh Abbasalizadeh, Sakineh Mohammad-Alizadeh-Charandabi, Shayesteh Jahanfar, Mojgan Mirghafourvand
Titel: Childbirth preparation and its facilitating and inhibiting factors from the perspectives of pregnant and postpartum women in Tabriz-Iran: a qualitative study
Erscheinungsdatum: 12 July 2024
Webseite: Reproductive Health
Publisher: BMC

[s156] - https://bmcpregnancychildbirth.biomedcentral.com/articles/10.1186/s12884-023-05846-5
Autor: Hannah Cross, Charlotte Krah, Helen Spiby, Pauline Slade
Titel: Do antenatal preparation and obstetric complications and procedures interact to affect birth experience and postnatal mental health?
von: BMC Pregnancy and Childbirth
Erscheinungsdatum: 27 July 2023
Webseite: BMC Pregnancy and Childbirth
Publisher: BioMed Central

[s157] - https://www.mentalhealthjournal.org/articles/an-overview-of-maternal-anxiety-during-pregnancy-and-the-post-partum-period.html
Autor: Sarah Araji, Ashley Griffin, Laura Dixon, Shauna-Kay Spencer, Charlotte Peavie, Kedra Wallace
Titel: An Overview of Maternal Anxiety During Pregnancy and the Post-Partum Period
von: University of Mississippi Medical Center
Webseite: Mental Health Journal

[s158] - https://www.nct.org.uk/information/labour-birth/pain-labour/hypnobirthing-where-start
Titel: Hypnobirthing: where to start
von: NCT
Webseite: NCT

[s159] - https://pubmed.ncbi.nlm.nih.gov/30289768/
Autor: Sharin Baldwin, Mary Malone, Jane Sandall, Debra Bick
Titel: Mental health and wellbeing during the transition to fatherhood: a systematic review of first time fathers experiences
von: Kings College London
Erscheinungsdatum: 2018-11
Webseite: PubMed
Publisher: JBI Database System Rev Implement Rep

[s160] - https://www.nature.com/articles/s44294-024-00018-y
Autor: Kelsey Perrykkad, Rebecca O'Neill, Sharna D. Jamadar
Titel: Sense of self in first-time pregnancy
von: Nature Publishing Group
Erscheinungsdatum: 2024-05-08
Webseite: Nature
Publisher: npj Womens Health

[s161] - https://pubmed.ncbi.nlm.nih.gov/28499376/
Autor: Larissa G Duncan, Michael A Cohn, Maria T Chao, Joseph G Cook, Jane Riccobono, Nancy Bardacke
Titel: Benefits of preparing for childbirth with mindfulness training: a randomized controlled trial with active comparison
von: Osher Center for Integrative Medicine, University of California, San Francisco (UCSF)
Erscheinungsdatum: 2017-05-12
Webseite: BMC Pregnancy Childbirth

[s162] - https://jag.journalagent.com/jern/pdfs/JERN_20_1_64_70.pdf
Autor: Gzde Gke Isbir
Titel: Fear of Childbirth and Emotional-Focused Approaches
von: Mersin University, İel School of Health
Erscheinungsdatum: March 10, 2023
Webseite: Journal of Education and Research in Nursing

[s163] - https://www.magnoliabirthhouse.com/magnolia-blog/preparing-for-labor-essential-tips-miami-parents
Autor: Tamara Taitt
Titel: Preparing for Labor: Essential Tips for Miami Parents
von: Magnolia Birth House
Erscheinungsdatum: October 16, 2024
Webseite: Magnolia Birth House

[s164] - https://www.mentalhealthjournal.org/articles/an-overview-of-maternal-anxiety-during-pregnancy-and-the-post-partum-period.html
Autor: Sarah Araji, Ashley Griffin, Laura Dixon, Shauna-Kay Spencer, Charlotte Peavie, Kedra Wallace
Titel: An Overview of Maternal Anxiety During Pregnancy and the Post-Partum Period
von: University of Mississippi Medical Center
Webseite: Mental Health Journal

[s165] - https://link.springer.com/article/10.1007/s10826-009-9313-7
Autor: Larissa G. Duncan, Nancy Bardacke
Titel: Mindfulness-Based Childbirth and Parenting Education: Promoting Family Mindfulness During the Perinatal Period
Erscheinungsdatum: 10 October 2009
Webseite: SpringerLink
Publisher: Journal of Child and Family Studies

[s166] - https://connectionsfamilycenter.com/service/maternal-mental-health/
Titel: Maternal Mental Health Services
von: Connections Family Center
Webseite: Connections Family Center

[s167] - https://www.bannerhealth.com/services/maternity/pregnancy/hospital-bag
Titel: Packing a Hospital Bag for Labor
von: Banner Health
Webseite: Banner Health

[s168] - https://www.parents.com/hospital-bag-for-dads-8650564
Autor: Wayne Parker
Titel: The Essential Hospital Bag Checklist for Support Partners
von: Parents
Erscheinungsdatum: July 22, 2024
Webseite: Parents

[s169] - https://www.nct.org.uk/information/labour-birth/planning-birth/hospital-bag-checklist-what-do-i-need-take
Titel: Hospital bag checklist: what do I need to take?
von: NCT
Webseite: NCT

[s170] - https://medlineplus.gov/ency/patientinstructions/000543.htm
Autor: John D. Jacobson, MD
Titel: What to bring to your labor and delivery
von: National Library of Medicine
Erscheinungsdatum: 2024-05-14
Webseite: MedlinePlus
Publisher: A.D.A.M., Inc.

[s171] - https://www.nhs.uk/pregnancy/labour-and-birth/preparing-for-the-birth/pack-your-bag-for-labour/
Titel: Pack your bag for labour
von: NHS
Webseite: NHS

[s172] - https://www.whattoexpect.com/pregnancy/checklist/hospital-packing.aspx
Autor: Heidi Murkoff
Titel: Hospital Packing Checklist
von: What to Expect
Erscheinungsdatum: October 25, 2023
Webseite: What to Expect
Publisher: Everyday Health, Inc.

[s173] - https://www.nhs.uk/pregnancy/labour-and-birth/preparing-for-the-birth/where-to-give-birth-the-options/
Titel: Where to give birth: the options **von:** NHS
Erscheinungsdatum: 29 April 2024 **Webseite:** NHS

[s174] - https://www.unitypoint.org/locations/unitypoint-health---finley-hospital/birth-center
Titel: Birth Center - UnityPoint Health - Finley Hospital **von:** UnityPoint Health
Webseite: UnityPoint Health

[s175] - https://www.unitypoint.org/locations/unitypoint-health---meriter-hospital/birth-and-newborn-services
Titel: Birth and Newborn Services **von:** UnityPoint Health
Webseite: UnityPoint Health - Meriter Hospital

[s176] - https://www.dignityhealth.org/bayarea/locations/sequoia/services/birth-center
Titel: Birth Center Services **von:** Dignity Health
Webseite: Dignity Health

[s177] - https://www.legacyhealth.org/Services-and-Resources/services/adult/womens-services/maternity-care/having-your-baby
Titel: Having Your Baby **von:** Legacy Health
Webseite: Legacy Health

[s178] - https://www.healthcare.gov/what-if-im-pregnant-or-plan-to-get-pregnant/
Titel: Health coverage if youre pregnant, plan to get pregnant, or recently gave birth **von:** U.S. Department of Health Human Services
Webseite: HealthCare.gov

[s179] - https://www.ncbi.nlm.nih.gov/books/NBK544290/
Autor: Julia Hutchison; Heba Mahdy; Justin Hutchison **Titel:** Stages of Labor
von: StatPearls Publishing **Erscheinungsdatum:** 2024 Jan
Webseite: NCBI Bookshelf **Publisher:** StatPearls Publishing

[s180] - https://www.betterhealth.vic.gov.au/health/healthyliving/pregnancy-labour
Titel: Pregnancy labour **von:** Better Health Channel
Erscheinungsdatum: 2002-11-06 **Webseite:** Better Health Victoria

[s181] - https://hivinfo.nih.gov/understanding-hiv/fact-sheets/preventing-perinatal-transmission-hiv
Titel: Preventing Perinatal Transmission of HIV **von:** NIH
Erscheinungsdatum: July 26, 2024 **Webseite:** HIVinfo

[s182] - https://www.ncbi.nlm.nih.gov/books/NBK565875/
Autor: Diorella M. Lopez-Gonzalez; Anil K. Kopparapu **Titel:** Postpartum Care of the New Mother
von: StatPearls Publishing **Erscheinungsdatum:** 2024 Jan
Webseite: NCBI **Publisher:** StatPearls Publishing

[s183] - https://www.healthpartners.com/blog/what-to-expect-after-giving-birth/
Autor: HealthPartners **Titel:** What to expect after giving birth
Webseite: HealthPartners

[s184] - https://familydoctor.org/recovering-from-delivery/
Autor: Kyle Bradford Jones, MD, FAAFP **Titel:** Recovering from Delivery (Postpartum Recovery)
von: American Academy of Family Physicians **Erscheinungsdatum:** September 2024
Webseite: familydoctor.org

[s185] - https://ijspt.scholasticahq.com/article/37863-maximizing-recovery-in-the-postpartum-period-a-timeline-for-rehabilitation-from-pregnancy-through-return-to-sport
Autor: Rachel Selman, Kate Early, Brianna Battles, Misty Seidenburg, Elizabeth Wendel, Susan Westerlund **Titel:** Maximizing Recovery in the Postpartum Period: A Timeline for Rehabilitation from Pregnancy through Return to Sport
Erscheinungsdatum: October 01, 2022 **Webseite:** IJSPT

[s186] - https://healthcare.utah.edu/the-scope/health-library/all/2018/05/women-should-rest-month-after-childbirth-myth-or-fact
Autor: Dr. Kirtly Parker Jones **Titel:** Women Should Rest for a Month After ChildbirthMyth or Fact?
von: University of Utah Health **Erscheinungsdatum:** May 29, 2018
Webseite: The Scope **Publisher:** University of Utah Health

[s187] - https://www.nhs.uk/mental-health/conditions/post-partum-psychosis/
Titel: Postpartum Psychosis **von:** NHS
Erscheinungsdatum: 18 October 2023 **Webseite:** NHS

[s188] - https://www.who.int/news/item/30-03-2022-who-urges-quality-care-for-women-and-newborns-in-critical-first-weeks-after-childbirth
Autor: World Health Organization: WHO **Titel:** WHO urges quality care for women and newborns in critical first weeks after childbirth
Erscheinungsdatum: 30 March 2022 **Webseite:** World Health Organization

[s189] - https://www.emersonhospital.org/clinical-services/physical-rehabilitation-sports-medicine/specialty-therapies/pelvic-health/early-postpartum-exercise-guidelines
Titel: Early Postpartum Exercise Guidelines **von:** Emerson Hospital
Webseite: Emerson Hospital

[s190] - https://www.carenewengland.org/blog/stepping-back-into-physical-activity-postpartum
Autor: Chelsea Tetreault PT, DPT, PCES **Titel:** Stepping Back into Physical Activity Postpartum
von: Care New England **Erscheinungsdatum:** March 24, 2023
Webseite: Care New England

[s191] - https://absolute.physio/wp-content/uploads/2019/09/returning-to-running-postnatal-guidelines.pdf
Autor: Tom Goom, Grinne Donnelly, Emma Brockwell **Titel:** Returning to running postnatal guidelines for medical, health and fitness professionals managing this population
von: Absolute Physio **Erscheinungsdatum:** March 2019
Webseite: absolute.physio

[s192] - https://link.springer.com/article/10.1007/s00192-024-05727-1
Autor: Anastasia Skoura, Evdokia Billis, Dimitra Tania Papanikolaou, Sofia Xergia, Charis Tsarbou, Maria Tsekoura, Eleni Kortianou, Ioannis Maroulis **Titel:** Diastasis Recti Abdominis Rehabilitation in the Postpartum Period: A Scoping Review of Current Clinical Practice
von: Springer **Erscheinungsdatum:** 2024-02-10
Webseite: International Urogynecology Journal **Publisher:** Springer

[s193] - https://www.betterhealth.vic.gov.au/health/healthyliving/postnatal-exercise
Titel: Postnatal exercise **von:** Better Health Channel
Erscheinungsdatum: 2003-02-07 **Webseite:** Better Health Channel

[s194] - https://www.who.int/news/item/30-03-2022-who-urges-quality-care-for-women-and-newborns-in-critical-first-weeks-after-childbirth
Autor: World Health Organization: WHO **Titel:** WHO urges quality care for women and newborns in critical first weeks after childbirth
Erscheinungsdatum: 30 March 2022 **Webseite:** World Health Organization

[s195] - https://www.med.navy.mil/Portals/62/Documents/NMFA/NMCPHC/root/Health%20Promotion%20and%20Wellness/Women's%20Health/Documents/Pregnancy_and_Postpartum/Postpartum-Return-to-Duty-Transition-Guide.pdf
Autor: Office of Womens Health **Titel:** Postpartum Return to Duty Transition Guide
von: U.S. Navy **Erscheinungsdatum:** August 2021
Webseite: Navy Medicine

[s196] - https://www.healthpartners.com/blog/what-to-expect-after-giving-birth/
Autor: HealthPartners **Titel:** What to expect after giving birth
Webseite: HealthPartners

[s197] - https://familydoctor.org/recovering-from-delivery/
Autor: Kyle Bradford Jones, MD, FAAFP **Titel:** Recovering from Delivery (Postpartum Recovery)
von: American Academy of Family Physicians **Erscheinungsdatum:** September 2024
Webseite: familydoctor.org

[s198] - https://www.whattoexpect.com/pregnancy/pregnancy-health/postpartum-recovery/
Autor: Heidi Murkoff **Titel:** Postpartum Recovery
von: What to Expect **Erscheinungsdatum:** April 12, 2023
Webseite: What to Expect

[s199] - https://www.nhs.uk/mental-health/conditions/post-partum-psychosis/
Titel: Postpartum Psychosis **von:** NHS
Erscheinungsdatum: 18 October 2023 **Webseite:** NHS

[s200] - https://www.umwomenshealth.org/conditions-treatments/healing-after-delivery
Titel: Healthy Healing After Delivery Program **von:** Michigan Medicine
Webseite: UM Womens Health

[s201] - https://www.ncbi.nlm.nih.gov/books/NBK565875/
Autor: Diorella M. Lopez-Gonzalez; Anil K. Kopparapu **Titel:** Postpartum Care of the New Mother
von: StatPearls Publishing **Erscheinungsdatum:** 2024 Jan
Webseite: NCBI **Publisher:** StatPearls Publishing

[s202] - https://www.nhs.uk/conditions/baby/breastfeeding-and-bottle-feeding/breastfeeding/the-first-few-days/
Titel: Breastfeeding: the first few days **von:** NHS
Erscheinungsdatum: 1 February 2023 **Webseite:** NHS

[s203] - https://www.whattoexpect.com/first-year/breastfeeding/basics/
Titel: Breastfeeding Basics **von:** What to Expect
Webseite: What to Expect

[s204] - https://www.unitypoint.org/locations/unitypoint-health---meriter-hospital/birth-and-newborn-services
Titel: Birth and Newborn Services **von:** UnityPoint Health
Webseite: UnityPoint Health - Meriter Hospital

[s205] - https://womenshealth.ucsf.edu/whrc/classes-groups/class/great-expectations-pregnancy-postpartum-program
Titel: Great Expectations Pregnancy Postpartum Program **von:** University of California, San Francisco
Webseite: UCSF Womens Health Resource Center

[s206] - https://www.ncbi.nlm.nih.gov/books/NBK565875/
Autor: Diorella M. Lopez-Gonzalez; Anil K. Kopparapu **Titel:** Postpartum Care of the New Mother
von: StatPearls Publishing **Erscheinungsdatum:** 2024 Jan
Webseite: NCBI **Publisher:** StatPearls Publishing

[s207] - https://kutopeka.com/2019/08/05/breastfeeding-basics-tips-from-a-baby-friendly-facility/
Titel: Breastfeeding Basics: Tips from a Baby-Friendly Facility **von:** The University of Kansas Health System St. Francis Campus
Erscheinungsdatum: August 5, 2019 **Webseite:** Kutopeka

[s208] - https://www.tarleton.edu/deanofstudents/resources/pregnancy-and-parenting/
Titel: Pregnancy and Parenting **von:** Tarleton State University
Webseite: Tarleton State University

[s209] - https://www.nhs.uk/conditions/baby/breastfeeding-and-bottle-feeding/breastfeeding-problems/common-problems/
Titel: Common breastfeeding problems **von:** NHS
Erscheinungsdatum: 4 October 2022 **Webseite:** NHS

[s210] - https://bmcpregnancychildbirth.biomedcentral.com/articles/10.1186/s12884-016-0876-1
Autor: Amy J. Hobbs, Cynthia A. Mannion, Sheila W. McDonald, Meredith Brockway, Suzanne C. Tough **Titel:** The impact of caesarean section on breastfeeding initiation, duration and difficulties in the first four months postpartum
von: BMC Pregnancy and Childbirth **Erscheinungsdatum:** 2016-04-26
Webseite: BMC Pregnancy and Childbirth **Publisher:** BioMed Central

[s211] - https://www.ncbi.nlm.nih.gov/books/NBK565875/
Autor: Diorella M. Lopez-Gonzalez; Anil K. Kopparapu **Titel:** Postpartum Care of the New Mother
von: StatPearls Publishing **Erscheinungsdatum:** 2024 Jan
Webseite: NCBI **Publisher:** StatPearls Publishing

[s212] - https://www.betterhealth.vic.gov.au/health/healthyliving/pregnancy-and-smoking
Titel: Pregnancy and Smoking **von:** Better Health Channel
Erscheinungsdatum: 2003-07-15 **Webseite:** Better Health Victoria

[s213] - https://pubmed.ncbi.nlm.nih.gov/33670026/
Autor: Marie Jouanne, Sarah Oddoux, Antoine Noel, Anne Sophie Voisin-Chiret **Titel:** Nutrient Requirements during Pregnancy and Lactation
Erscheinungsdatum: 2021-02-21 **Webseite:** PubMed
Publisher: Nutrients

[s214] - https://odphp.health.gov/news/202108/nutrition-during-breastfeeding-how-health-professionals-can-support-healthy-moms-and-babies
Autor: Julia Quam, MSPH, RDN, ORISE health policy fellow, Dennis Anderson-Villaluz, MBA, RD, LDN, FAND, nutrition advisor **Titel:** Nutrition During Breastfeeding: How Health Professionals Can Support Healthy Moms and Babies
von: U.S. Department of Health and Human Services **Erscheinungsdatum:** August 27, 2021
Webseite: odphp.health.gov **Publisher:** Office of Disease Prevention and Health Promotion

[s215] - https://www.ncbi.nlm.nih.gov/pmc/articles/PMC6566342/
Autor: Federica Amati, Sondus Hassounah, Alexandra Swaka **Titel:** The Impact of Mediterranean Dietary Patterns During Pregnancy on Maternal and Offspring Health
von: Imperial College London **Erscheinungsdatum:** 2019-05-17
Webseite: NCBI **Publisher:** MDPI

[s216] - https://pubmed.ncbi.nlm.nih.gov/15883453/
Autor: Lindsay H Allen **Titel:** Multiple micronutrients in pregnancy and lactation: an overview
von: US Department of Agriculture, ARS-Western Human Nutrition Research Center, and Department of Nutrition, University of California, Davis, CA, USA **Erscheinungsdatum:** 2005-05
Webseite: PubMed **Publisher:** American Journal of Clinical Nutrition

[s217] - https://www.who.int/news-room/fact-sheets/detail/infant-and-young-child-feeding
Autor: World Health Organization: WHO **Titel:** Infant and young child feeding
Erscheinungsdatum: 20 December 2023 **Webseite:** World Health Organization

[s218] - https://www.nhs.uk/conditions/baby/breastfeeding-and-bottle-feeding/breastfeeding/benefits/
Titel: Benefits of breastfeeding **von:** NHS
Erscheinungsdatum: 7 March 2023 **Webseite:** NHS

[s219] - https://www.naccho.org/blog/articles/breastfeeding-nutrition-and-partner-involvement
Autor: Talei Moore **Titel:** Breastfeeding, Nutrition, and Partner Involvement
von: National Association of County and City Health Officials (NACCHO) **Erscheinungsdatum:** 2023-08-25
Webseite: NACCHO

[s220] - https://www.betterhealth.vic.gov.au/health/healthyliving/pregnancy-and-exercise
Titel: Pregnancy and exercise **von:** Better Health Channel
Erscheinungsdatum: 2002-12-09 **Webseite:** Better Health Channel

[s221] - https://pubmed.ncbi.nlm.nih.gov/25248797/
Autor: Amy Leung Hui, Lisa Back, Sora Ludwig, Phillip Gardiner, Gustaaf Sevenhuysen, Heather J Dean, Elisabeth Sellers, Jonathan McGavock, Margaret Morris, Depeng Jiang, Garry X Shen **Titel:** Effects of lifestyle intervention on dietary intake, physical activity level, and gestational weight gain in pregnant women with different pre-pregnancy Body Mass Index in a randomized control trial
von: University of Manitoba **Erscheinungsdatum:** 2014-09-24
Webseite: pubmed.ncbi.nlm.nih.gov **Publisher:** BMC Pregnancy Childbirth

[s222] - https://bmcpregnancychildbirth.biomedcentral.com/articles/10.1186/s12884-019-2553-7
Autor: Julia Hoffmann, Julia Gnther, Kristina Geyer, Lynne Stecher, Kathrin Rauh, Julia Kunath, Dorothy Meyer, Christina Sitzberger, Monika Spies, Eva Rosenfeld, Luzia Kick, Renate Oberhoffer, Hans Hauner **Titel:** Effects of a lifestyle intervention in routine care on prenatal physical activity findings from the cluster-randomised GeliS trial
von: BMC **Erscheinungsdatum:** 2019-11-11
Webseite: BMC Pregnancy and Childbirth **Publisher:** BMC

[s223] - https://www.ncbi.nlm.nih.gov/books/NBK565875/
Autor: Diorella M. Lopez-Gonzalez; Anil K. Kopparapu **Titel:** Postpartum Care of the New Mother
von: StatPearls Publishing **Erscheinungsdatum:** 2024 Jan
Webseite: NCBI **Publisher:** StatPearls Publishing

[s224] - https://bmcpregnancychildbirth.biomedcentral.com/articles/10.1186/s12884-018-1771-8
Autor: Lene A. H. Haakstad, Ingvild Vistad, Linda Reme Sagedal, Hilde Lohne-Seiler, Monica K. Torstveit **Titel:** How does a lifestyle intervention during pregnancy influence perceived barriers to leisure-time physical activity? The Norwegian fit for delivery study, a randomized controlled trial
von: BMC Pregnancy and Childbirth **Erscheinungsdatum:** 2018-05-03
Webseite: BMC Pregnancy and Childbirth **Publisher:** BioMed Central

[s225] - https://www.betterhealth.vic.gov.au/health/healthyliving/pregnancy-and-exercise
Titel: Pregnancy and exercise **von:** Better Health Channel
Erscheinungsdatum: 2002-12-09 **Webseite:** Better Health Channel

[s226] - http://www.lfckansas.com/prenatal
Autor: Dr. Kristen Simpson, DC **Titel:** Prenatal Chiropractic Care
von: Life Family Chiropractic **Webseite:** lfckansas.com

[s227] - https://blog.nchs.org/strategies-pregnancy-work-stress
Titel: Pregnancy and Work Stress: Strategies for a Balanced Life **von:** Nebraska Children's Home Society
Erscheinungsdatum: November 16, 2023 **Webseite:** NCHS Blog

[s228] - https://hr.virginia.edu/life-changes/planning-becoming-parent
Titel: Planning for Becoming a Parent **von:** University of Virginia
Webseite: University of Virginia HR

[s229] - https://medlineplus.gov/ency/patientinstructions/000513.htm
Autor: John D. Jacobson, MD **Titel:** Steps to take before you get pregnant
von: A.D.A.M., Inc. **Erscheinungsdatum:** 2024-05-14
Webseite: MedlinePlus **Publisher:** National Library of Medicine

[s230] - https://www.ncbi.nlm.nih.gov/pmc/articles/PMC9364562/
Autor: Lam Duc Nguyen, Long Hoang Nguyen, Ly Thi Ninh, Ha Thu Thi Nguyen, Anh Duy Nguyen, Linh Gia Vu, Hao Si Anh Nguyen, Son Hoang Nguyen, Linh Phuong Doan, Thuc Minh Thi Vu, Bach Xuan Tran, Carl A Latkin, Cyrus S H Ho, Roger C M Ho **Titel:** Women's holistic self-care behaviors during pregnancy and associations with psychological well-being: implications for maternal care facilities
Erscheinungsdatum: 2022-08-09 **Webseite:** NCBI
Publisher: BMC Pregnancy Childbirth

[s231] - https://www.womenandinfants.org/rose-program-postpartum-depression
Titel: ROSE Program: An Evidence-based Intervention to Prevent Postpartum Depression **von:** Women Infants Hospital
Webseite: Women Infants Hospital

[s232] - https://www.ncbi.nlm.nih.gov/books/NBK565875/
Autor: Diorella M. Lopez-Gonzalez; Anil K. Kopparapu **Titel:** Postpartum Care of the New Mother
von: StatPearls Publishing **Erscheinungsdatum:** 2024 Jan
Webseite: NCBI **Publisher:** StatPearls Publishing

[s233] - https://stlprenatalmassage.com/blog/
Titel: Enhancing Mental Well-Being During Pregnancy **von:** St. Louis Prenatal Massage
Webseite: stlprenatalmassage.com

[s234] - https://www.trs.texas.gov/Pages/healthcare-news-202304-pregnancy-delivery.aspx
Titel: Get Ready for Pregnancy and Delivery **von:** Teachers Retirement System
Erscheinungsdatum: April 2023 **Webseite:** TRS Texas

[s235] - https://www.opm.gov/policy-data-oversight/pay-leave/leave-administration/fact-sheets/personal-sick-leave/

Titel:	Personal Sick Leave	**von:**	U.S. Office of Personnel Management
Webseite:	opm.gov		

[s236] - https://womenshealth.stonybrookmedicine.edu/services/womensmentalhealth

Titel:	Stony Brook Womens Mental Health Program	**von:**	Stony Brook Medicine
Webseite:	Stony Brook Medicine		

Bild-Quellen

Informationen zu allen folgenden Bildern

Keines der Bilder wurden verändert, nur die Auflösung wurde angepasst.
Alle Bilder haben weiterhin die ursprängliche Lizenz.
Trotz sorgfältiger Prüfung kann die Richtigkeit und die Zuordnung der Bilder nicht garantiert werden.
Alle verwendeten Bilder wurden gemäß ihrer jeweiligen Lizenzbestimmungen verwendet.
Bei der eBook Version wurden die Bilder zu nummerierten Collagen zusammengestellt.
Alle Bilder wurden final abgerufen und geprüft am 2024-12-20.

Verwendete Lizenzen

CC BY 2.0	https://creativecommons.org/licenses/by/2.0
CC0	http://creativecommons.org/publicdomain/zero/1.0/deed.en
CC BY 4.0	https://creativecommons.org/licenses/by/4.0

Bildnachweise

[i1] - 001_001_001_image_folsaeure.jpeg
https://upload.wikimedia.org/wikipedia/commons/a/a0/Folic-acid-from-xtal-3D-bs-17.png
Date: 2022-07-24 **von:** Benjah-bmm27
Künstler: Ben Mills **License:** Public domain

[i2] - 001_002_001_image_follikel.jpeg
https://upload.wikimedia.org/wikipedia/commons/3/33/Graafian_Follicle%2C_Human_Ovary_%283595817584%29.jpg
Date: 2009-06-03 **von:** File Upload Bot (Magnus Manske)
Künstler: Ed Uthman **License:** CC BY 2.0 (https:creativecommons.orglicensesby2.0)

[i3] - 001_002_002_image_mediterrane_ernaehrungsweise.jpeg
https://upload.wikimedia.org/wikipedia/commons/1/18/Mediterranean_diet_food_pyramid_%28en%29.jpg
Date: 2010 **von:** El Mono Espaol
Künstler: Fundacion Dieta Mediterranea (Mediterranean Diet Foundation, FDM) **License:** CC0 (http:creativecommons.orgpublicdomainzero1.0deed.en)

[i4] - 001_002_002_image_huelsenfruechte.jpeg
https://upload.wikimedia.org/wikipedia/commons/e/e7/Various_legumes.jpg
Date: 2013-12-13 **von:** FarnhamJ
Künstler: Keith Weller, Agricultural Research Service, USDA **License:** Public domain

[i5] - 002_001_001_image_estradiol.jpeg
https://upload.wikimedia.org/wikipedia/commons/d/dd/Estradiol_dienanthate_molecule_ball.png
Date: 2020-06-20 **von:** AlyInWikiWonderland
Künstler: Medgirl131 **License:** CC0 (http:creativecommons.orgpublicdomainzero1.0deed.en)

[i6] - 002_001_001_image_progesteron.jpeg
https://upload.wikimedia.org/wikipedia/commons/a/a6/Progesterone-3D-spacefill.png
Date: 2011-03-12 **von:** Jynto
License: CC0 (http:creativecommons.orgpublicdomainzero1.0deed.en)

[i7] - 002_001_001_image_prolaktin.jpeg
https://upload.wikimedia.org/wikipedia/commons/b/b9/Prolactin_1N9D.png
Date: 2008-09-02 **von:** Ayacop
Künstler: own work **License:** Public domain

[i8] - 002_001_001_image_cortisol.jpeg
https://upload.wikimedia.org/wikipedia/commons/f/f8/Cortisol-3D-sticks-skeletal.png
Date: 2008-05-26 **von:** Benjah-bmm27
Künstler: Ben Mills **License:** Public domain

[i9] - 002_001_003_image_rektusdiastase.jpeg
https://upload.wikimedia.org/wikipedia/commons/4/40/Epigastric_bulging.jpg
Date: 2016-04-23 **von:** Mikael Hggstrm
Künstler: Ferdinand Kckerling1, Marinos Damianos Botsinis, Christine Rohde and Wolfgang Reinpold **License:** CC BY 4.0 (https:creativecommons.orglicensesby4.0)

[i10] - 002_002_003_image_restlesslegssyndrom.jpeg
https://upload.wikimedia.org/wikipedia/commons/7/7c/Lokalisation_sensorischer_Missempfindungen_beim_Restless-Legs-Syndrom.png
Date: 23.09.2024 **von:** SapereAudete
License: CC0 (http:creativecommons.orgpublicdomainzero1.0deed.en)

[i11] - 003_001_003_image_akupressur.jpeg
https://upload.wikimedia.org/wikipedia/commons/0/07/Acupressure_mat_spikes.jpg
Date: 2023-04-17 **von:** Zwyklerzeczy
License: CC BY 4.0 (https:creativecommons.orglicensesby4.0)

[i12] - 003_003_001_image_stillbh.jpeg
https://upload.wikimedia.org/wikipedia/commons/f/f9/Lataly_Womens_Sleeping_Nursing_Bra_Wirefree_Breastfeeding_Maternity_Bralette_Pack_of_5.jpg
Date: 2019-11-13 **von:** Protegmatic
Künstler: Jefferson William **License:** CC0 (http:creativecommons.orgpublicdomainzero1.0deed.en)

[i13] - 004_001_001_image_baby_blues.jpeg
https://upload.wikimedia.org/wikipedia/commons/f/ff/USMC-091029-M-6037K-001.jpg
Date: Taken **von:** Slick-o-bot
License: Public domain

[i14] - 004_002_003_image_jod.jpeg
https://upload.wikimedia.org/wikipedia/commons/e/ef/Iodine-crystal-3D-vdW.png
Date: 2007-05-19 **von:** Benjah-bmm27
License: Public domain

[i15] - 004_002_003_image_nahrungsergaenzung.jpeg
https://upload.wikimedia.org/wikipedia/commons/f/f1/Iodine_pills.jpg
Date: 2014-12-02 **von:** Mx. Granger
License: CC0 (http:creativecommons.orgpublicdomainzero1.0deed.en)

[i16] - 004_003_001_image_ernaehrungsroutine.jpeg
https://upload.wikimedia.org/wikipedia/commons/6/67/Pregnant_woman_eating.jpg
Date: 1999 **von:** Optigan13
Künstler: Photo Credit: Content Providers(s): CDCJames Gathany **License:** Public domain

[i17] - 004_003_001_image_koerperliche_aktivitaet.jpeg
https://upload.wikimedia.org/wikipedia/commons/0/01/Midwife_weighing_pregnant_woman_%288786734162%29.jpg
Date: 2013-05-22 **von:** Fae
Künstler: State Library and Archives of Florida **License:** Public domain

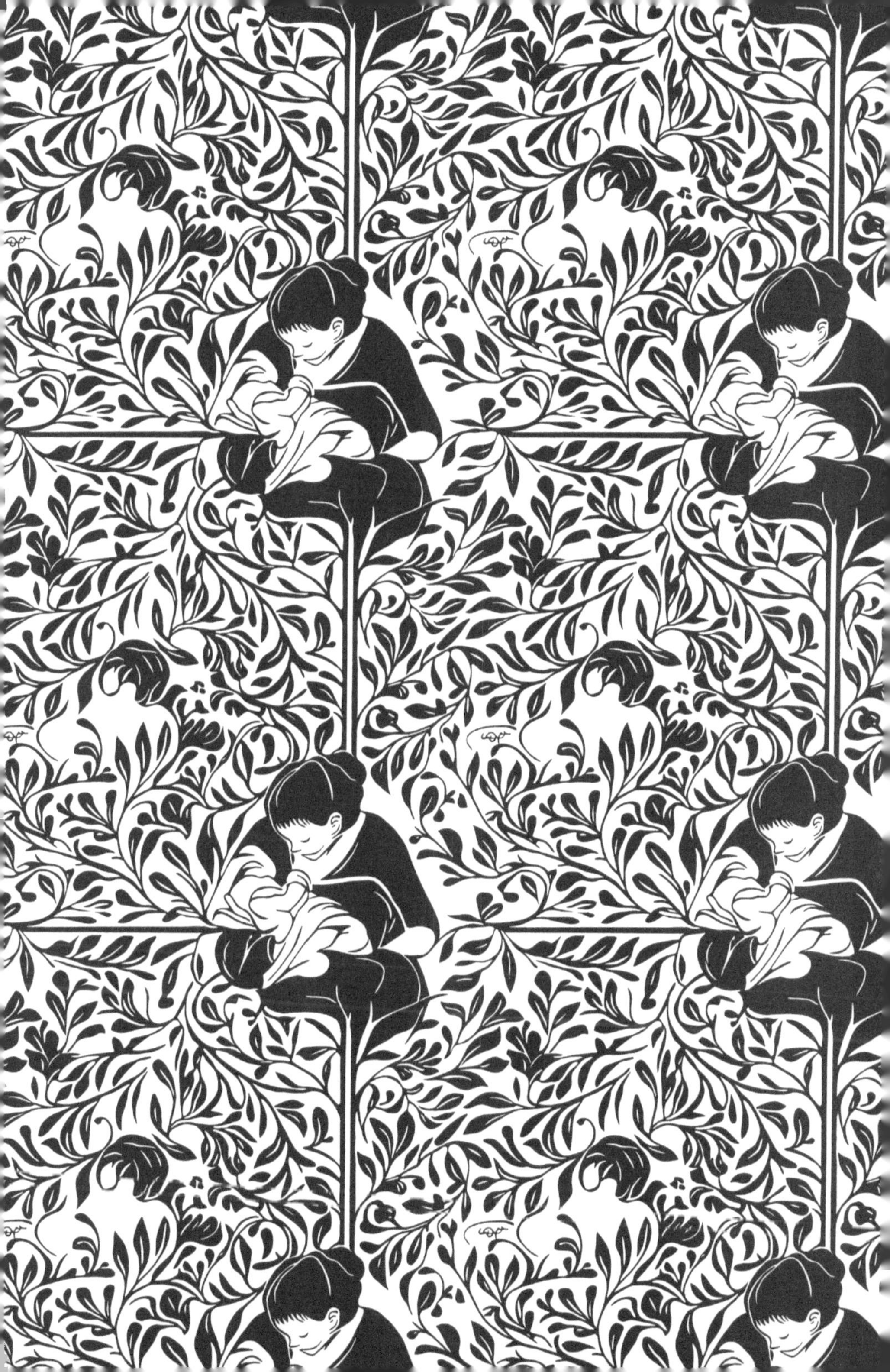

FSC
www.fsc.org
MIX
Papier | Fördert
gute Waldnutzung
FSC® C083411

Kolibri 360 GmbH
Ferdinand-Jühlke-Straße 7
99095 Erfurt, Deutschland
produktsicherheit@kolibri360.de